土家医药双语词汇

主编　田华咏　梅之南　田禹顺

中医古籍出版社

图书在版编目（CIP）数据

土家医药双语词汇/田华咏，梅之南，田禹顺主编．－北京：中医古籍出版社，2014.1

（国家中医药管理局民族医药文献整理丛书）

ISBN 978－7－5152－0484－0

Ⅰ．①土…　Ⅱ．①田…　②梅…　③田…　Ⅲ．①土家族－民族医学－词汇－汉语、土家语　Ⅳ．①R297.3－61

中国版本图书馆 CIP 数据核字（2013）第 275288 号

土家医药双语词汇

主编　田华咏　梅之南　田禹顺

责任编辑　伊广谦
封面设计　映象视觉
出版发行　中医古籍出版社
社　　址　北京东直门内南小街 16 号（100700）
印　　刷　北京金信诺印刷有限公司
开　　本　850mm×1168mm　1/32
印　　张　9.25
字　　数　235 千字
版　　次　2014 年 1 月第 1 版　2014 年 1 月第 1 次印刷
印　　数　0001～1000 册
ISBN 978－7－5152－0484－0
定　　价　20.00 元

土家医药双语词汇

主　　编　田华咏　梅之南　田禹顺

副 主 编　杨光忠　张元忠　田　菂

编　　委　（按姓氏笔画为序）

田　菂　田华咏　田禹顺　刘新桥
陈旅翼　张元忠　杨光忠　侯启年
梅之南　熊　慧　滕建卓

编写单位　湘西土家族苗族自治州民族医药研究所
中南民族大学药学院

作者简介

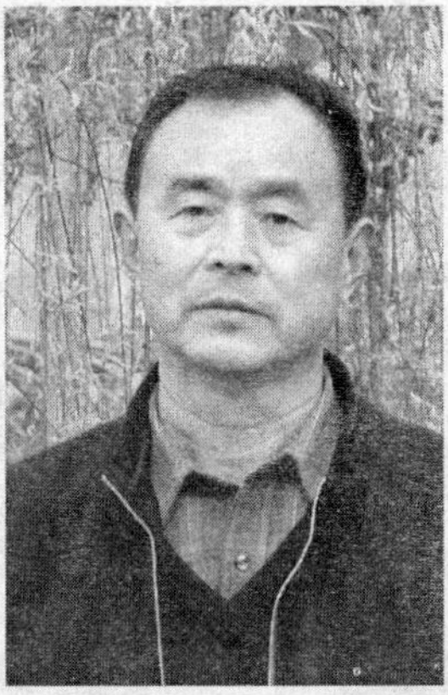

田华咏，男，土家族，研究员。湘西自治州民族医药研究所原所长。现任中国民族医药学会副会长，中国民族医药学会土家医药分会会长，国家中医药管理局民族医药文献整理及适宜技术筛选推广项目专家组成员，湖南省非物质文化遗产项目评审专家委员会委员，湖南省中医药学会常务理事，湖南省中西医结合学会民族医药专业委员会主任委员。

近年来，先后承担国家中医药管理局民族医药文献整理项目、“十一五”、“十二五”国家科技支撑项目、国家公共卫生资金项目10余项。先后获省部级科技进步二等奖1项，三等奖4项。主编出版学术专著10部，发表学术论文100余篇。

研究方向：土家族医药、苗医药；武陵山区民族医药发展史。

作者简介

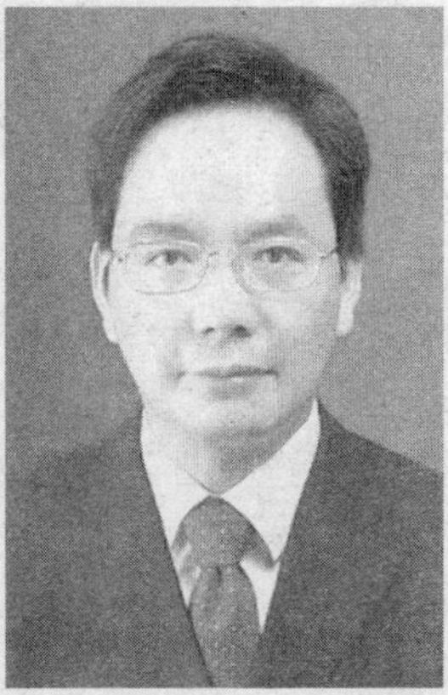

梅之南，博士，教授，博士生导师。现任中南民族大学药学院院长，国家中医药管理民族药学重点学科带头人，国家中医药管理局民族药学三级实验室主任，湖北省中小企业共性技术民族药物研发推广中心主任。兼任第十届国家药典委员会委员、中国民族医药协会常务理事、中国民族医药学会常务理事、湖北省中药产业技术创新联盟副理事长、湖北省药学会常务理事、《时珍国医国药》编委等。出版《滨海药用植物》、《Percutaneous Penetration Enhancers (Vol 2)》等6部著作，7种药物已获新药证书及生产批文，32种药物已获生产批文。近五年来承担包括国家重大新药创制、国家科技支撑计划、国家自然科学基金在内的国家及省部级课题十五项。在国内外重要学术刊物上发表文章140多篇，其中SCI收录30篇。曾获国家民族医药先进个人荣誉称号，获得教育部科学技术进步一等奖、湖北省科学技术进步二等奖各一项（均排名第一）。

前　言

《土家医药双语词汇》是用汉字直音或汉语意思与土家文字记录的土家医药名词。采用土家医药名词的汉字词与土家语（汉字记音）对译，并用土家文字和国际音标记录的四格式资料。其体例为：一是汉字词，二是汉语西南官话的汉字直音，三是土家文字（土家语拼音），四是国际音标。例：头；科巴；kox bax；$k'o^{55}$ pa^{55}。对个别汉字无法注音者采用切音的办法，如血，灭尔读切音 miev mie^{53}。土家语文字采用叶德书《土家，汉双语读本》中的土家语拼音方案。土家医药名词的土家语，采用土家族母语存留区，湖南省湘西土家族苗族自治州龙山县坡脚土家语口语为准。汉字记音以西南汉语方音发音，不能按汉语普通话读音。其字无实质意义。

《土家医药双语词汇》一书共四章。第一章为土家医药基础词汇。如人体解剖名词、日常卫生名词、常见症状及证候名词、病因诊断及技法名词、土家药物基础名词。第二章为常见病症名词。《七十二症名词》、《惊症名词》、《风症名词》、《痧症名词》、《杂症名词》、《窍病名词》、《劳病名词》、《流痰病名词》、《疔病名词》、《痒症名词》、《气病名词》、《痢症名词》、《伤疾名词》、《妇女病名词》、《霉病名词》、《殇子病名词》、《走胎病名词》、《癫痫症名词》、《杂症名词》。第三章为土家药物名词。《七十二七名词》、《七十二还阳名词》、《七十二风名词》、《七十二莲名词》、《七十二参名词》、《三十六蜈蚣名词》、《三十六血名词》。第四章为土家医药常用名词简释。有土家医常用技法名词简释，土家医常用疾病名词简释，常用药物名词简释。以上所选土家医药名词主要来源于土家族母语存留区名老土家医药人员介绍的相关土家族医药述语。

本书土家语汉字记音、土家语拼音、国际音标注音由田禹顺先生完成。土家药名简释由张元忠先生完成。全书由田华咏、梅之南整理与统纂，其它参编人员完成相应的编纂工作。

编　者

2013年8月12日

目　录

第一章　土家医基础名词

人体解剖名词

汉语	土家语汉字记音	土家语拼音	国际音标
人	倮	lov	lo^{53}
尸体	社土	sef tux	se^{35} $t'u^{55}$
身体	所提	sox tir	so^{55} $t'i^{21}$
皮肤	他爬	tax par	$t'a^{55}$ $p'a^{21}$
毛	是嘎	sif gaf	si^{35} ka^{35}
骨	鲁嘎	lux gax	lu^{55} ka^{55}
肉	实	sir	si^{21}
血	摸也	miev	mie^{53}
汗	古策	gux cer	ku^{55} $ts'e^{21}$
髓	付鲁	huf lux	xu^{35} lu^{55}
魂魄	补此	bux cix	pu^{55} $ts'i^{55}$
头	科巴	kox bax	$k'o^{55}$ pa^{55}
头顶	科巴老顶	kox bax laox denx	$k'o^{55}$ pa^{55} lau^{55} ten^{55}
头皮	科巴他爬	kox bax tax par	$K'o^{55}$ pa^{55} $t'a^{55}$ $p'a^{21}$

头发	杉起	saf qix	sa^{35} tɕ'i^{55}
额	卡体克	kax tix kex	k'a^{55} t'i^{55} k'e^{55}
眉毛	糯布是嘎	lof buf sif gax	lo^{35} pu^{35} si^{35} ka^{55}
眼珠	糯次里	lof cif lix	lo^{35} ts'i^{35} li^{55}
眼	糯布	lof buf	lo^{35} pu^{35}
眼泪	糯布柏策	lof buf bex cer	lo^{35}pu^{35} pe^{55}ts'e^{21}
白眼珠	糯次阿实	lof cif ar sir	lo^{35} ts'i^{35} a^{21} si^{21}
黑眼珠	糯次烂嘎	lof cif lanf gax	lo^{35} ts'i^{35} lan^{35}ka^{55}
眼皮	糯布他爬	lof buf tax par	lo^{35} pu^{35} t'a^{55}p ‘a^{21}
眼屎	糯色	lof ser	lo^{35} se^{21}
鼻子	翁起	ongf qix	uŋ^{35} t ɕ'i^{55}
鼻梁	翁起干干	ongf qix ganf ganx	uŋ^{35}t ɕ'i^{55}kan^{35} kan^{55}
鼻孔	翁起咚嘎	ongf qix dongr gaf	uŋ^{35}t ɕ'i^{55}t uŋ^{21} ka^{35}
鼻屎	翁起色	ongf qix ser	uŋ^{35} t ɕ'i se^{21}
鼻涕	翁起拉	ongf qix lax	uŋ^{35} tɕ'i^{55} la^{55}
耳朵	翁且	ongr qief	uŋ^{21} tɕ'ie^{35}
耳道	翁且咚嘎	ongr qief dongr gaf	uŋ^{21}tɕ'ie^{35} tuŋ^{21}ka^{35}
耳屎	翁且色	ongr qief ser	uŋ^{21} tɕ'ie^{35}se^{21}
脸	固	guf	ku^{35}
脸皮	固他爬	guf tax par	ku^{35} t'a^{55} p'a^{21}
嘴	炸起（这）	zaf qix	tsa^{35} tɕ'i^{55}

嘴唇	这他爬	zef tax par	tse^{35} t'a^{55} p'a^{21}
上唇	嘎哈这他爬	gar har zef tax par	ka^{21} xa^{35} tse^{35} t'a^{55} p'a^{21}
下唇	八提这他爬	bar tir zef tax par	pa^{21} t'i^{21} tse^{35} t'a^{55} p'a^{21}
胡子	拉爬	lax par	la^{55} p'a^{21}
下巴	下哈爬	xiaf har par	ɕia^{35} xa^{55} p'a^{21}
牙齿	思思	six six	si^{55} si^{55}
牙根	思思替米	six six tif mix	si^{55} si^{55} t'i^{35} mi^{55}
牙龈	思思替米	six six tif mix	si^{55} si^{55} t'i^{35} mi^{55}
门牙	支给捏猛	zix gax niex mongx	tsi^{55} ke^{55} ɳie^{55} muɳ^{55}
磨牙	思思哈胡	six six hax hur	si^{55} si^{55} xa^{55} xu^{21}
舌	易拉	yif kax	ji^{35} la^{55}
舌尖	易拉这梯	yif lax zef tif	ji^{35} la^{55} tse^{35} t'i^{35}
舌根	易拉碰	yif alx pongf	ji^{35} la^{55} p'uŋ^{35}
悬雍垂	易拉被	yif lax bif	ji^{35} la^{55} pi^{35}
上腭	上哈巴（卡太）	sangf har par	san^{35} xa^{55} p'a^{21}
下腭	下哈巴（八提）	xiaf hax par	xia^{35} xa^{55} p'a^{21}
（脖子）颈项	空底咚嘎	kongx dix dongr gaf	k'uŋ^{55} ti^{55} tuŋ^{21} ka^{35}
喉咙	空底	kongx dix	k'uŋ^{55} ti^{55}

喉结	策糯梯	cer lof tix	$ts'e^{21}$ lo^{35} $t'i^{55}$
嗓子	阿热	af rex	a^{35} ze^{55}
声音	阿热	af rex	a^{35} ze^{55}
下额	策时迫	cer sir pex	$ts'e^{21}$ si^{21} $p'e^{55}$
口水	查被策	car bif cer	$ts'e^{21}$ pi^{35} $ts'e^{21}$
涎水	策实	cer sir	$ts'e^{21}$ si^{21}
脑髓	空聋	kongx longx	$k'uŋ^{55}$ $luŋ^{55}$
肩膀	拍体克	pef tix kex	$P'e^{35}$ $t'i^{55}$ $k'e^{55}$
背	拍体克他捏	pef tix kex tax niex	$P'e^{35}$ $t'i^{55}$ $k'e^{55}$ $t'a^{55}$ $ȵie^{55}$
胸脯	利科冲	lif kox congx	li^{35} $k'o^{55}$ $ts'uŋ^{55}$
腋（下）	借胆及	jief dan jir	$tɕie^{35}$ tan^{55} $tɕi^{21}$
腰	腰	yaox	jau^{55}
腹	没	mer	me^{21}
上腹	没替卡太	mer tif kax taix	me^{21} $t'i^{35}$ $k'a^{55}$ $t'ai^{55}$
小腹	没替八提	mer tif bar tir	me^{21} ti'^{35} $pa^{55}$$t'i^{21}$
脐	没替苦里	Mer tif kux lix	me^{21} $t'i^{35}$ $k'u^{55}$ li^{55}
脐眼	没替咚嘎	mer tif don gar	me^{21} $t'i^{35}$ $tuŋ^{21}$ ka^{35}
屁股	色固里	ser guf lix	se^{21} ku^{35} li^{55}
臀部	色固里	ser guf lix	se^{21} ku^{35} li^{55}
胝骨	列碰鲁嘎	lier pongf luxg ax	lie^{21} $p'uŋ^{21}$ lu^{55} ka^{35}
肛门	色咚嘎	ser don grgaf	ser^{21} $tuŋ^{21}$ ka^{35}

乳房	忙迫	manr per	man^{21} p'e^{21}
乳头	忙布里	manr buf lix	man^{21} pu^{35} li^{55}
心	里科倮	lix kox lox	li^{55} k'o^{55} lo^{55}
肝	俺额阿	anx ngax	an^{55} ŋa^{55}
脾	连铁	lianr tief	lian^{21} t'ie^{35}
肺	上捧	sangf pongx	san^{35} p'uŋ^{55}
肾	腰子	yaox zix	jau^{55} tsi^{55}
胃	色迫	ser per	se^{21} p'e^{21}
肠	被拉	bif lax	pi^{35} lax
胆	苦胆	kux danx	k'u^{55} tan^{55}
膀胱	那土	laf tux	la^{35} t'u^{55}
直肠	色同	ser tongr	se^{21} t'uŋ^{21}
胎盘	迫日阿	pex rax	p'e^{55} za^{55}
子宫	卡切切	kax qiex diex	k'a^{55} tç'ie^{55} tç'ie^{55}
腹皮	没他爬	mer tax par	me^{21} t'a^{55} p'a^{21}
腹直肌	没得实	mer der sir	me^{21} te^{21} si^{21}
腹股沟	卡胆及	kaf danx jir	k'a^{35} tan^{55} tçi^{21}
会阴部	色纳	ser lar	se^{21} la^{21}
阴囊	列拍	lief pex	lie^{35} p'e^{55}
阴唇	铁	tier	t'ie^{21}
阴茎	日	rir	zi^{21}

阴道	铁咚咚嘎	tier dongr gaf	t'ie^{21} tuŋ^{21} ka^{35}
阴毛	铁（日）是嘎	tier sif gax	t'ie^{21} si^{35} ka^{55}
阴蒂	铁布里	tier buf lix	t'ie^{21} pu^{35} li^{55}
睾丸	列拍布里	lief pex buf lix	lie^{35} p'e^{55} pu^{35} li^{55}
奶水	忙策	manr cer	man^{21} ts'e^{21}
精子	日策	rir cer	zi^{21} ts'e^{21}
阴道粘液	铁策	tier cer	t'ie^{21} ts'e^{21}
月经	卡普卜	kax pux pur	k'a^{55} p'u^{55} p'u^{21}
尿	尔车	ex cex	e^{55} ts'e^{55}
屎	色	ser	se^{21}
打屁	色次	ser cif	se^{21} ts'i^{35}
龟头	日科八	rir kox bar	zi^{21} k'o^{21} pa^{21}
锁骨	放四骨	huanf six gur	zuan^{35} si^{55} ku^{21}
胆汁	苦胆策	kux danx cer	k'u^{55} tan^{55} ts'e^{21}
手	借	jief	tɕie^{35}
前臂	借司拍	jief six pex	tɕie^{35} si^{55} p'e^{55}
上臂	借巴	jief bax	tɕie^{35} pa^{55}
桡骨头	借糯布	jieflofbuf	tɕie^{35} lo^{35} pu^{35}
手掌	借拉皮	jieflaxpir	tɕie^{35} la^{55} p'i^{21}
手指	借迷提	jief mix tir	tɕie^{35} mi^{55} t'i^{21}

手指甲	借迷提科他	jief mix tirkoxt ax	tɕie^{35} mi^{55} t'i^{21} k'o^{55} t'a^{55}
手拇指	借米提尼嘎	jief mix tir nir gar	tɕie^{35} mi^{55} t'i^{21} ȵi^{21} ka^{21}
手食指	借米提日阿八	jief mix tirr rar bar	tɕie^{35} mi^{55} t'i^{21} za^{21} pa^{21}
手中指	借米提杆柏	jief mix tir ganx pex	tɕie^{35} mi^{55} t'i^{21} kan^{55} p'e^{55}
手无名指	借米提坐苦	jief mix tir zof kux	tɕie^{35} mi^{55} ti^{21} tso^{35} k'u^{55}
手小指	借米提铁迫	jie fmix tir tiex per	tɕie^{35} mi^{55} t'i^{21} t'e^{55} p'e^{21}
手指纹	借罗里	jief lor lix	tɕ'e^{35} lo^{21} li^{55}
手指节	借罗替	jief lof tix	tɕie^{35} lo^{35} t'i^{55}
拳头	借体克	jief tix kex	tɕie^{35} t'i^{55} k'e^{55}
脚	吉	jir	tɕi^{21}
脚杆	吉爬	jir par	tɕi^{21} p'a^{21}
大腿	比他	bix tax	pi^{55} t'a^{55}
膝盖窝	吉朗井	jir lanx jinx	tɕi^{21} lan^{55} tɕin^{55}
膑骨	吉提克	jir tir kex	tɕi^{21} t'i^{21} k'e^{55}
小腿	吉时拍	jir sir pex	tɕi^{21} si^{21} p'e^{55}
腓肠肌	热被实	rer bif sir	ze^{21} pi^{35} si^{21} p'e^{55}

腓骨头（脚踝）	吉糯布	jir lof buf	$tɕi^{21}$ lo^{35} pu^{35}
脚趾	吉迷梯	jir mir tix	$tɕi^{21}$ mi^{21} $t'i^{55}$
脚后根	吉同	jir tongr	$tɕi^{21}$ $t'uŋ^{21}$
脚蹈趾	吉迷梯尼嘎	jir mir tix nir gar	$tɕi^{21}$ mi^{21} $t'i^{55}$ $ȵi^{21}$ ka^{21}
脚食趾	吉米梯日阿八	jirmir tix rar bar	$tɕi^{21}$ mi^{21} $t'i^{55}$ za^{21} pa^{21}
脚中趾	吉迷梯杆拍	jir mir tix ganx pex	$tɕi^{21}$ mi^{21} ti^{55} kan^{55} $p'e^{55}$
脚无名趾	吉迷梯坐苦	jir mirtix zof kux	$tɕi^{21}$ mi^{21} $t'i^{55}$ tso^{35} $k'u^{55}$
脚小趾	吉迷梯铁迫	jir mir tix tiex per	$tɕi^{21}$ mi^{21} $t'i^{55}$ $t'ie^{55}$ $t'e^{55}p'e^{21}$
脚板纹	踏罗	taf lox	$t'a^{35}$ lo^{55}
脚掌	吉纳皮	jir lar pir	$tɕi^{21}$ la^{21} $p'i^{21}$
脚趾甲	吉迷梯科他	jir mir tix kox tax	$tɕi^{21}$ mi^{21} $t'i^{55}$ $k'o^{55}$ $t'a^{55}$

日常生活卫生名词

天	墨	mef	me^{35}
地	里	liv	li^{53}
太阳	劳尺	laor cir	lau^{21} $ts'i^{21}$

月亮	叔叔	sursur	su^{21} su^{21}
星星	思不里	six bur lix	si^{55} pu^{21} li^{55}
天晴	墨岔	mef caf	me^{35} ts'a^{35}
落雨	墨则	mef zer	me^{35} tse^{21}
烟	克卡	kex kar	k'e^{55} ka^{21}
雾	梭迫	sox per	so^{55} p'e^{21}
气	（痛）是思	sif six	si^{35} si^{55}
雪	树书	suf sux	su^{35} su^{55}
霜	补里	bux lix	pu^{55} li^{55}
冰	冷勾子	nenf goux zix	ȵen^{35} kəu^{55} tsi^{55}
水	策	cer	ts'e^{21}
山	苦咱	kux zax	k'u^{55} tsa^{55}
风	热书	ref sux	ze^{35}s u^{55}
寒（冷）	洒	sav	sa^{53}
暑（热）	格欸	geir	kei^{21}
湿	卡别列	kax biex lex	k'a^{55} pie^{55} le^{55}
燥	阿嘎	av gar	a^{53} ka^{21}
火	米	miv	mi^{53}
喜	里斯	lix six	li^{55} si^{55}
怒	灭尔午	miev wux	mie^{53} wu^{55}
忧	黑欸起	heif dix	xei^{35} tɕ'i^{55}

思	得波	def box	te^{35} po^{55}
悲	额欧	ngouf	ŋəu^{35}
恐	格尔	gev	ke^{53}
惊	扯	cev	ts'e^{53}
酸	阿皮皮	ar pix pix	a^{21} p'i^{55} p'i^{55}
甜	翁几几	ongf jif jix	uŋ^{35} tɕi^{35} tɕi^{55}
苦	克欸 子子	keif zif zix	k'ei^{35} tsi^{35} tsi^{55}
辣	这司	zef six	tse^{35} si^{55}
醉	杰	jier	tɕie^{21}
口渴	这嘎	zef gar	tse^{35} ka^{21}
饱	没借	mer jief	me^{21} tɕie^{35}
饿	利阿	lif av	li^{35} a^{53}
生	阿丰	ax hongx	a^{55} xuŋ^{55}
熟	阿姐	ax jiex	a^{55} tɕie^{55}
白	阿石	arsir	a^{21} si^{21}
红	免姐	mianx jiex	mian^{55} tɕie^{55}
黄	王嘎拉	wanr gax lax	wan^{21} ka^{55} la^{55}
黑	烂嘎得	lanf gax der	lan^{35} ka^{55} te^{21}
青	信嘎	xinf gax	ɕin^{35} ka^{55}
臭	南	lanr	lan^{21}
腥	思南	six lanr	si^{55} lan^{21}

胖	是	sif	si^{35}
瘦	歪	waix	wai^{55}
弱	委	weix	wei^{55}
美	惹	rev	ze^{53}
丑	踏惹	taf rev	$t'a^{35}\ ze^{53}$
上	卡太	kax taix	$k'a^{55}\ t'ai^{55}$
下	八提	bar tir	$pa^{21}\ t'i^{21}$
左	踏布借	taf buf jief	$t'a^{35}\ pu^{35}\ tɕie^{35}$
右	布借被	buf jief bif	$pu^{35}\ tɕie^{35}\ pi^{35}$
前	支给	zix gex	$tsi^{55}\ ke^{55}$
后	他捏	tax niex	$t'a^{55}\ nie^{55}$
脏	尔舍	ex sex	$e^{55}\ se^{55}$
干净	索利	sof lix	$so^{35}\ li^{55}$
吃	嘎	gaf	ka^{35}
喝	服	hur	xu^{21}
吞	热	ref	ze^{35}
听	入	rur	zu^{21}
嚼	切	qier	$tɕie^{21}$
掐	裤书	kuf sux	$k'u^{35}\ su^{55}$
抹	是别	sif biex	$si^{35}\ pie^{55}$
拿	咱	zav	tsa^{53}

望	巴	bav	pa^{53}
闻	南	lanr	lan^{21}
问	思儿	sixer	si^{55} e^{21}
切	脉咱	mef zav	me^{35} tsa^{53}
喂	阿	av	a^{53}
蒸	统	tongv	$t'uŋ^{53}$
煮	诺	lof	lo^{35}
洗	窝	wox	wo^{55}
睡	捏	nief	$neie^{35}$
醒	捏司	nief six	nie^{35} si^{55}
泡	补	buv	pu^{53}
舔	那	laf	la^{35}
漏	黑	her	xe^{21}
淋	兔	tuf	$t'u^{35}$
烂	聋	longx	$luŋ^{55}$
吃饭	直嘎	zir gaf	tsi^{21} ka^{35}
喝水	策服	cer hur	$ts'e^{21}$ xu^{21}
抽烟	烟服	yanx hur	jan^{55} xu^{21}
洗脸	固窝	gaf wox	ku^{35} wo^{55}
洗澡	策咱	cer zav	$ts'e^{21}$ tsa^{53}
洗脚	吉窝	jir wox	$tɕi^{21}$ wo^{55}

洗手	借窝	jief wox	tɕie^{35} wo^{55}
洗衣	思巴炸	six bax zaf	si^{55} pa^{55} tsa^{35}
解手	恶塔欸	wor tar eif	wo^{21} t'a^{21} ei^{35}
大便	色剥	ser bor	se^{21} po^{21}
小便	尔车剥	ex cex bor	e^{55} ts'e^{55} po^{21}
医生	色左	ser zov	se^{21} tso^{53}
药	色	ser	se^{21}
病	心汗	xinx hanx	ɕin^{55} xan^{55}
痛	地	dif	ti^{35}
看病	心汗巴	xinx hanx bav	ɕin^{55} xan^{55} pa^{53}
得病	心汗提	xin hanx tir	ɕin^{55} xan^{55} ti^{21}
传病	心汗阿直	xinx hanx ax zir	ɕi^{55} xan^{55} a^{55} tsi^{21}
开处方	单子阿	danx zix af	tan^{55} tsi^{55} a^{35}
治病	心汗阿	xinx hanx ar	ɕin^{55} xan^{55} a^{21}
防病	心汗招扶	xin xhanx zaox xhux	ɕin^{55} xan^{55} tsau^{55} xua^{55}
打针	针哈	zenx har	tsen^{55} xa^{21}
吃药	药服	yao fhur	jau^{35} xu^{21}
住院	翁剥珍	ongr bo zenv	uŋ^{21} po^{21} t sen^{53}
出院	院住丢	yanf zuf diux	jan^{35} tsu^{35} tiu^{55}
病好了	心汗岔了	xinx hanx caf laox	ɕin^{55} xan^{55} ts'a^{35} liau^{35}

病未好	心汗岔大	xinx hanx caf daf	ɕin^{55} xan^{55} ts'a^{55} t a^{55}
讲话	杀立	sarlir	sa^{21} li^{21}
莫讲话	杀他立	sar tax lir	sa^{21} t'a^{55} li^{21}
讲卫生	索利立	sof lix lir	so^{35} li^{55} li^{21}
大	此	civ	ts'i^{53}
小	爽	suanv	suan^{53}
长	儿	er	e^{21}
短	中	zongv	tsuŋ^{53}
打架	打哈	dav har	ta^{53} xa^{21}
吵架	打罗	dav lor	ta^{53} lo^{21}
性交	铁姐	tier jiev	t'e^{21} tɕie^{53}
怀孕	倮块	lox kuaix	lo^{55} k'uai^{55}

常见病症名词

感冒	热书杰	ref sux jier	ze^{35} su^{55} t ɕie^{21}
中暑	劳杰	laor jier	lau^{21} t ɕie^{21}
酒醉	惹杰	ref jier	ze^{35} t ɕie^{21}
头痛	科巴地	kox bax dif	k'o^{55} pa^{55} ti^{35}
头晕	科巴汝洒	kox bax ruxsax	k'o^{55} pa^{55} zu^{55} sa^{55}
咳嗽	聋	longx	luŋ^{55}

吐痰	聋色屁	longx ser pif	luŋ^{55} se^{21} p'i^{35}
上吐下泻	又屁又剥	youf pif youfbor	əu^{35} p'i^{35} jəu^{35} po^{21}
消化不良	没卡卡细烂	mer kax xif lanf	me^{21} k'a^{55} ɕi^{35} lan^{35}
腹痛	没地	mer dif	me^{21} ti^{35}
腹胀	没浮	mer hur	me^{21} xu^{21}
腹泻	恶他答	wor tax dar	wo^{21} t'a^{55} ta^{21}
急腹症	箭	jianf	t ɕian^{35}
发烧	倮格敛	lox geir	lo^{55} kei^{21}
口渴	这嘎	zef gar	tse^{35} ka^{21}
畏寒	时杀	sir sar	si^{21} sa^{21}
口苦	炸起克欸致子	zaf qix keif zif zix	tsa^{35} tɕ'i^{55} k'ei^{35} tsi^{35} tsi^{55}
咽干	空底嘎	kongx dix gar	k'uŋ^{55} ti^{55} ka^{21}
喷嚏	呸确哈	peix qiox har	p'ei^{55} tɕio^{55} xa^{21}
哈欠	杉拍	saf pev	sa^{35} p'e^{53}
吸气	是思阿	sif six ar	si^{35} si^{55} a^{21}
呼气	是思住	sif six zuf	si^{35} si^{55} zu^{35}
吹气	是思灭尔	sif six mief	si^{35} si^{55} mie^{35}
呕吐	屁	pif	p'i^{35}
口臭	是思兰	sif six lanr	si^{35} si^{55} lan^{21}
狐臭	嘎迫兰	gar per lanr	ka^{21} p'e^{21} lan^{21}
尸臭	地迫兰	dif per lanr	tif pe^{55} lan^{21}

腥臭	思兰	six lanr	si^{55} lan^{21}
溲臭	写兰	xiev lanr	ɕie^{53} lan^{21}
吐血	灭尔屁	miev pif	mie^{53} p'i^{35}
便血	灭尔 剥	miev bor	mie^{53} po^{21}
尿血	尔车灭尔剥	ex cex miev bor	e^{55} ts'e^{55} mie^{53} po^{21}
摆白	尔车阿石剥	ex cex ar sir bor	e^{55} ts'e^{55} a^{21}s i^{21} po^{21}
流血	灭尔夺	miev dor	mie^{53} to^{21}
出血	灭尔注	miev zuf	mie^{55} tsu^{35}
放血	灭尔坡	miev pox	mie^{55} p'o^{55}
吸血	灭尔库汝	miev kuf rux	mie^{55} k'u^{35} zu^{55}
灌脓	热处	ref cuv	ze^{35} ts'u^{53}
流脓	热夺	ref dor	ze^{35} to^{21}
出脓	热注	ref zuf	ze^{35} tsu^{35}
吸脓	热库汝	ref kuf rux	ze^{35} k'u^{35} zu^{55}
排脓	热坡	ref pox	ze^{35} p'o^{55}
脱肛	色罗别	ser lor biev	ze^{21} lo^{21} pie^{53}
便秘	色嘎结	ser gar jier	se^{21} ka^{21} tɕie^{21}
子宫脱垂	卡切切别	kax qiex qiex biev	k'a^{55} tɕ'ie^{55} tɕ'ie^{55} pie^{53}
痂疾	沙补	sav bux	sa^{55} pu^{55}
癞子	拉铁	lax tiex	la^{55} t'ie^{55}
羊癫疯	若猛邪	rof mongx xier	zo^{35} muŋ^{55} ɕie^{21}

疖子	切 k	qief kex	t çie^{35} k'e^{55}
痈	热不妻	rer bur qix	ze^{21} pu^{21} t'çi^{55}
疱疮	切嘎	qief gax	tçie^{35} ka^{55}
尿不禁	尔车所	ex cex sox	e^{55} ts'e^{55} so^{55}
骨折	鲁嘎壳	lux gax kor	lu^{55} ka^{55} k'o^{21}
软	白白得	ber bex der	pe^{21} pe^{55} t e^{21}
硬	克欸查差	keiv car cax	k'ei^{53} ts'a^{21} ts'a^{55}
痿	克欸舍色	keif sex ser	k'ei^{35} se^{55} se^{21}
绞痛	没被拉纠剥地	mer bif lax jiuv bor dif	me^{21} pi^{35} la^{55} tçiu^{53} po^{21} ti^{35}
跳痛	咚牙咚牙地	dongr ngar dongr ngar dif	tuŋ^{21} ŋa^{21} tuŋ^{21} ŋa^{21} ti^{35}
闷痛	踏来踏来地	tar lair tar lair dif	t'a^{21} lai^{21} t'a^{21} lai^{21} ti^{35}
灼痛	这是屁屁地	zef six pif pix dif	tse^{35} si^{55} p'i^{35} p'i^{55} ti^{35}
阵痛	那谢那谢地	naf xiex naf xiex dif	ȵa^{35} çie^{55} ȵa^{35} çie^{55} ti^{35}
刺痛	球球么地	qiur qiur mor dif	t çiu^{21} tçiu^{21} mo^{21} ti^{35}
天花	左	zov	tso^{53}
种痘	左坡	zov pox	tso^{53} p'o^{55}
麻疹	左被亏	zov bif kuuix	tso^{53} pi^{35} k'ui^{55}

（风砣）寻麻疹	起盘	qix panr	t ɕ'i⁵⁵ p'an²¹
痱子	不实	bur sir	pu²¹ si²¹
冰口	拉嘎	lax gar	la⁵⁵ ka²¹
淋巴结肿	庆加（元子信）	qinf jiax	tɕ'in³⁵ tɕia⁵⁵
打抖	克欸思	keix six	k'ei⁵⁵ si⁵⁵
鞘膜积液	气子	qif zix	t ɕ'i³⁵ tsi⁵⁵
喘气	思从	six congf	si⁵⁵ ts'uŋ³⁵
传染	阿直	av zir	a⁵³ tsi²¹
腮腺炎	尔胡	ex hur	e⁵⁵ xu²¹
末月经	卡普朴	kax pux pur	k'a⁵⁵ p'u⁵⁵ p'u²¹
抽搐	扯	cev	ts'e⁵³
呃逆	替额	tif ngex	t'i³⁵ ŋe⁵⁵
流涎	策实邪	cer sir xier	ts'e²¹ si²¹ ɕie²¹
做梦	目直	mur zir	mu²¹ tsi²¹
不好过	卡细烂	kax xif lanf	k'a⁵⁵ ɕi³⁵ lan³⁵
痞积	走胎	zoux taix	tsau⁵⁵ t'ai⁵⁵
干花痨	卡普嘎	kax pux gar	k'a⁵⁵ p'u⁵⁵ ka²¹
昏迷	杀哈抬	sar hax tair	sa²¹ xa⁵⁵ t'ai²¹
喊魂	补此结	bux cix jier	pu⁵⁵ ts'i⁵⁵ tɕie²¹

传病	心汗勒（列音）	xinx hanx lief	$\c{c}in^{55}$ xan^{55} lie^{35}
呻吟	痛梦	tongf mongf	$t'u\eta^{35}$ $mu\eta^{35}$
不孕	倮块他	lox kuaix tax	lo^{55} $k'uai^{55}$ $t'a^{55}$
坐月	司勒翁（列）	six liex ongr	si^{55} lie^{55} $u\eta^{21}$
手痛	借地	jief dif	$t\ \c{c}ie^{35}$ ti^{35}
脚痛	吉地	jir dif	$t\ \c{c}i^{21}ti^{35}$
全身痛	所提付你地	sox tir huf nix dif	so^{55} $t'i^{21}$ xu^{35} ηi^{55} ti^{35}
喉咙嘶哑	空底灭尔写	kongx dix miev xiex	$k'u\eta^{55}$ ti^{55} mie^{53} $\c{c}ie^{55}$
流鼻血	翁起灭尔注	ongf qix miev zuf	$u\eta^{35}$ $t\ \c{c}'i^{55}$ mie^{53} tsu^{35}
鸡眼	日阿糯布	rar lof buf	za^{21} lo^{35} pu^{35}
眼痛	糯布地	lof buf dif	lo^{35} pu^{35} ti^{35}
出汗	古策注	gux cer zuf	ku^{55} $ts'e^{21}$ tsu^{35}
肿	浮	hur	xu^{21}
断	跌（壳）	der	te^{21}
打鼾	捏克欸热	nief keif ref	ηie^{35} $k'ei^{35}$ ze^{35}
老年斑	土司实	tux six sir	$t'u^{55}$ si^{55} si^{21}
灸	艾务	ngaif wuf	ηai^{35} wu^{35}
推卦	借哈	jief har	$t\ \c{c}ie^{35}$ xa^{21}
未吃好	砣夺辽	tor dor liaor	$t'o^{21}$ to^{21} $liau^{21}$

浇稀饭	阿叶坡	ax yer pox	a^{55} je^{21} p'o^{55}
做梯玛	实嘎	sir gaf	si^{21} ka^{35}
瘟病	时气	sir qif	si^{21} t ɕ'i^{35}
休息	黑欸剥	heiv bor	xei^{53} po^{21}
忍耐	神剥	senr bor	sen^{21} po^{21}
悄悄地	踏抬坡	tar tair box	t'a^{21} t'ai^{21} po^{55}
夜盲症	日阿糯着	rar lof zor	za^{21} lo^{35} tso^{21}
肠梗阻	被拉思翁	bif lax songr	pi^{35} la^{55} suŋ^{21}
水痘	泽布利注	cer buf lix zuf	ts'e^{21} pu^{35} li^{55} tsu^{35}
生小孩	波立垅	box lir longx	po^{55} li^{21} luŋ^{55}
手断了	借壳辽	jief kor liaor	t ɕie^{35} k'o^{21} liau^{21}
脚断了	吉壳辽	jir kor liaor	t ɕi^{21}k'o^{21} liau^{21}
鸡嗉囊	日阿空龙迫	rar kongx longx pex	za^{21} k'uŋ^{55} luŋ^{55} p'e^{55}
蛇咬了	实嘿了	sir hev liaox	si^{21} xe^{53} liau^{55}
猿猴痧	尔痧	ex sax	e^{55} sa^{55}
母猪痧	支尼嘎痧	ziv nir gar sax	tsi^{53} ȵi^{21} ka^{21} sa^{55}
猫痧	莫痧	mor sax	mo^{21} sa^{55}
乌鸦痧	嘎痧	gar sax	ka^{21} sa^{55}
乳痛	忙切嘎	manr qief gax	man tɕ'ie^{35} ka^{55}
火眼	糯色提	lof ser tir	lo^{35} se^{21} t'i^{21}
心悸	里科倮思实	lix kox lox six sir	li^{55} k'o^{55} lo^{55} si^{55} si^{21}

脱肛	胀途利	zanf tur lif	$tsan^{35}$ $t'u^{21}$ li^{35}

病因及诊断及技法名词

三元	替米所拢	tif miv sox longx	$t'i^{35}$ mi^{53} so^{55} $lu\eta^{55}$
筋脉	筋捏脉气	jinx niex mef qif	$t\text{ɕ}in^{55}$ $\text{ȵ}ie^{55}$ me^{35} $t\text{ɕ}'i^{35}$
五毒	毒翁龙	dur ongx longr	tu^{21} $u\eta^{55}$ $lu\eta^{21}$
看诊	心汗巴	xinx hanx bav	$\text{ɕ}in^{55}$ xan^{55} pa^{53}
号脉	脉咱	mef zav	me^{35} tsa^{53}
三关十二十脉	三关十二脉	sanx guanx sir ef mer	san^{55} $kuan^{55}$ si^{21} e^{35} me^{21}
地支十二脉	地支十二脉	dif zix sir ef mer	ti^{35} tsi^{55} si^{21} e^{35} me^{21}
循时号脉	捏那过脉咱	niex naf gof mef zav	$\text{ȵ}ie^{55}$ na^{35} ko^{35} me^{35} tsa^{53}
七法八则	业拉叶枯	nier lax yer kux	$\text{ȵ}ie^{21}$ la^{55} je^{21} $k'u^{55}$
七十二七	业黑欸捏业	nier heif niex nier	$\text{ȵ}ie^{21}$ xei^{35} $\text{ȵ}ie^{55}$ $\text{ȵ}ie^{21}$
七十二还阳	业黑欸捏松科	nier heif niex songx kox	$\text{ȵ}ie^{21}$ xei^{35} $\text{ȵ}ie^{55}$ $su\eta^{55}$ $k'o^{55}$
三十六蜈公药	所黑欸恶吴公色	sox heif wor wur gongx ser	so^{55} xei^{35} wo^{21} wu^{21} $ku\eta^{21}$ se^{21}
赶清法	刹格欸姐卡柏烈尔利	saf geix jiex kax bex lex lif	sa^{35} kei^{55} $t\text{ɕ}ie^{55}$ $k'a^{55}$ pie^{55} le^{55} li^{35}

活消法	卡闹哈列补实业拉	kaf laox har lex bux sir nier lax	k'a^{35} lau^{55} xa^{21} le^{55} pu^{55} si^{21} ȵie^{21} la^{55}
指甲极伤	借米提可他皮辽	jief miv tir kox tax pir liaor	tɕie^{35} mi^{53} t'i^{21} t'a^{55} p'i^{21} liau^{21}
天毒	墨毒	mef duf	me^{35} tu^{35}
蔫毒	移大捏毒	yir daf niex duf	ji^{21} ta^{35} ȵie^{55} tu^{35}
乍毒	嘎毒	gar duf	ka^{21} tu^{35}
潮毒	泽索毒	cer sor duf	ts'e^{21} so^{21} tu^{35}
火毒	米毒	miv duf	mi^{53} tu^{35}
热毒	刹格欸毒	saf geix duf	sa^{35} kei^{55} tu^{35}
水毒	泽毒	cer duf	ts'e^{21} tu^{35}
瘟毒	时气毒	sir qif duf	si^{21} tɕi^{35} tu^{35}
虫毒	铁尔迫毒	tiex per duf	t'ie^{55} p'e^{21} tu^{35}
食毒	叶毒	yer duf	je^{21} tu^{35}
气毒	是思毒	sif six duf	si^{35} si^{35} tu^{35}
摸诊	补不么巴	bux bur mor bav	pu^{55} pu^{21} mo^{21} pa^{53}
问诊	司儿么巴	six er mor bav	si^{55} e^{21} mo^{21} pa^{53}
耳诊	翁且巴诊	ongr qief bavzenx	uŋ^{21} tɕ'ie^{35} pa^{53} tsen^{55}
血毒	摸也毒	miev duf	mie^{53} tu^{35}
脓毒	日尔毒	ref duf	ze^{35} tu^{35}
痰毒	聋色毒	longx ser duf	luŋ^{55} se^{21} tu^{35}
胎毒	没替毒	mer tif duf	me^{21} t'i^{35} tu^{35}

巴达毒（坏毒）	德卡拉毒	def kax lax duf	te^{35} k'a^{55} la^{55} tu^{35}
尿毒	尔扯毒	ex cex duf	e^{55} ts'e^{55} tu^{35}
粪毒	色毒	ser duf	se^{21} tu^{35}
小儿提风疗法	波立日尔书底底诊业法	box lir ref sux dix dix zenx nier huar	po^{55} li^{21} ze^{35} su^{55} ti^{55} ti^{55} tsen^{55} ɳie^{21} xua^{21}
雷火神针疗法	摸尔他策安额阿诊业法	mef tax cer anx ngax zenx nier huar	me^{35} t'a^{55} ts'e^{21} an^{55} ŋa^{55} tsen^{55} ɳie^{21} xua^{21}
针挑疗法	安额阿挑捏西法	anx ngax tiaox niex xix hua	an^{55} ŋa^{55} t'au^{55} ɳie^{55} ɕi^{55} xua^{21}
扯火罐疗法	米梯苦哈诊业法	mix tix kux har zenx nier huar	mi^{55} t'i^{55} k'u^{55} xa^{21} tsen^{55} ɳie^{21} xua^{21}
酒火疗法	日尔米诊业法	ref mix zenx nier huar	ze^{35} mi^{55} tsen^{55} ɳie^{21} xua^{21}
瓦针疗法	瓦安额阿诊业法	wax anx ngax zenx nier huar	wa^{55} an^{55} ŋa^{55} tsen^{55} ɳie^{21} xua^{21}
催吐疗法	写亏屁诊业法	xiex kuix pif zenx nier huar	ɕie^{55} k'ui^{55} p'i^{35} tsen^{55} ɳie^{21} xua^{21}
扑灰碗疗法	切被不次砍诊业法	qier bif bur cif kanx zan nier huar	tɕie^{21} pi^{35} pu^{21} tsi^{35} k'an^{55} tsen^{55} ɳie^{21} xua^{21}
烧灯火疗法	铁尔铁米务诊业法	tiex tier mix wuf zenx nier huar	t'ie^{55} t'ie^{21} mi^{55} wu^{35} tsen^{55} ɳie^{21} xua^{21}
烧灸疗法	克尔思务诊业法	kex six wuf zenx niex huar	k'e^{55} si^{55} wu^{35} tse^{55} ɳie^{21} xua^{21}

药灸疗法	色他爬格欸诊业法	ser tax par geir zenx nier huar	se^{21} t'a^{55} p'a^{21} kei^{21} tsen^{55}ɳie^{21} xua^{2,1}
药浴疗法	色泽咱诊业法	ser cer zav zenx nier huar	se^{21} ts'e^{21} tsa^{55} tsen^{55} ɳie^{21} xua^{2,1}
熏蒸疗法	苦剥统诊业法	kux bor tongx zenx nier huar	k'u^{55} po^{21} t'uŋ^{55} tsen^{55} ɳie^{21} xua^{21}
刮痧疗法	他爬补六诊业法	tax par bux lur zenx nier huar	t'a^{55} p'a^{21} pu^{55} lu^{21} tsen^{55}ɳie^{21} xua^{21}
蛋滚疗法	日阿列梯克尔诊业法	rar ler tix kex zenx nier huar	za^{21} lie^{21} t'i^{55} k'e^{55} tsen^{55} ɳie^{21} xua^{21}
理筋疗法	筋克欸尺诊业法	jinx keix cir zenx nier huar	tɕin^{55} k'ei^{55} tsi^{21} tsen^{55} ɕie^{21} xua^{21}
外敷疗法	恶踏拍诊业法	wor tar pex zen nie huar	wo^{21} t'a^{21} p'e^{55} tsen^{55} ɳie^{21} xua^{21}
翻背掐筋疗法	坡尔体克尔阿汝筋克欸尺诊业法	pef tix kex axrux jinx keix cir zenx nier huar	p'e^{35} t'i^{55} k'e^{55} a^{55} zu^{55} tɕin^{55} k'ei^{55} tsen^{55}tsen^{55} ɳie^{21}xua^{21}
药佩疗法	色块剥诊业法	ser kuaix bor zenx nier huar	se^{21} k'uai^{55} po^{21} tsen^{55} ɳie^{21} xua^{21}
提筋疗法	筋底底诊业法	jix dix dix zenx nier huar	tɕin^{55} ti^{55} ti^{55} tsen^{55} ɳie^{21} xua^{21}
接骨斗榫疗法	鲁嘎阿纳声头杜诊业法	lux gax ax nar senx tour duf zenx nier huar	lu^{55}ka^{55} a^{55} ɳa^{21} sen^{55} t'əu^{21} tu^{35} tsen^{55} ɳie^{21} xua^{21}

封刀接骨	托托使他鲁	tor tor six tax lux	t'o^{21} t'o^{21} si^{55} ta^{55} lu^{55}
疗法	嘎阿纳诊业法	gax ax nar zenx nier huar	ka^{55} a^{55} ɳa^{21}tsen^{55} ɳie^{21} xua^{21}
风邪	热书邪	ref sux xier	ze^{35} su^{55} çie^{21}
寒邪	务气起邪	wuf dif qix xier	wu^{35} tç'i^{35} tç'i^{55} çie^{21}
火邪	米邪	miev xier	mi^{53} çie^{21}
湿邪	卡别列邪	kax biex liex xier	k'a^{55} pie^{55} lie^{55} çie^{21}
汗法	古泽法	gux cer huar	ku^{55}ts'e^{21} xua^{21}
泻法	剥业法	bor nier huar	po^{21} çie^{21}xua^{21}
赶法	姐业法	jiev nier huar	tç'ie^{53}çie^{21} xua^{21}
止法	止法	zix huar	tsi^{55} xua^{21}
补法	补法	buv huar	pu^{53}xuo^{55} xua^{21}
温法	倮合恢法	lox hor huix huar	lo^{55} xo^{21} xui^{55} xua^{21}
清法	清法	qinx huar	tç'in^{55} xua^{21}
惊症	扯业症	cev nier zenr	ts'e^{53} çie^{21}tsen^{35}
疾症	些亏心汗症	xiex kuix xinx han zenf	çie^{55} k'ui^{55} çin^{55} xan^{55} tsen^{35}
尿积症	尔车所症	ex cex sox zenf	e^{55} ts'e^{55} so^{55}tsen^{35}
火症	米症	miv zenf	mi^{53} tsen^{35}
寒症	务气起症	wuf qif qix zenf	wu^{35} tç'i^{35} tç'i^{55} tsen^{35}
虚证	白白的症	ber bex dir zenf	pe^{21} pe^{55} ti^{21} tsen^{35}
闭症	闭症	bif zenf	pi^{35} tsen^{35}

水病	泽病	cer binf	ts'e^{21}pin^{35}
气病	四思病	sif six binf	si^{35} si^{55} pin^{35}
风病	热书病	ref sux binf	ze^{35} su^{55} pin^{35}
劳病	借日病	jief rif binf	tɕie^{35} zi^{55} pin^{35}
霉病	霉病	meir binf	mei^{21}pin^{35}
流疾	夺业心汗	dir nier xinx hanx	to^{21} ɕie^{21} ɕin^{55} xan^{55}
疡子	克阿老	kaf laox	K'a^{35} lau^{55}
痧证	不实证	bur sir zenf	pu^{21} si^{21}tsen^{35}
惊证	体哈给证	tix hax gex zenf	t'i^{55} ke^{55} tsen^{35}
杂证	架证	jiaf zenf	tɕia^{35}tsen^{35}
服侍（护理）	服侍	hur six	xu^{21} si^{55}
临床服侍	整时节服侍	zenx sir jier hux six	tsen^{55} si^{21}tɕie^{21} xu^{55}si^{55}
心理服侍	目那过服侍	mur naf gof hur six	mu^{21}ɕa^{35} ko^{35} xu^{55} si^{55}
饮食服侍	嘎服服侍	gaf hur hux six	ka^{35} xu^{21} xu^{55} si^{55}
药物服侍	药服服侍	yaof hur hux six	jau^{35} xu^{21} xu^{55}si^{55}
气候服侍	捏巴剥服侍	niex bavbor hux six	ɕin^{35} pa^{53} po^{21}xu^{55}si^{55}
冷性药	务气起药	wuf qif qix yaof	wu^{35} tɕ'i^{35} tɕ'i^{55} jau^{35}
热性药	杀格欸药	saf geix yaof	sa^{35} kei^{55} jau^{35}
平性药	性子爽爹捏药	xinf zix suanx dex-niexyaof	ɕin^{35} tsi^{55} suan^{55} te^{55} ȵie^{55}yau^{35}

酸味药	阿匹匹药	ar pir pix yaof	a^{21} $p'i^{55}$ $p'i^{55}$ jau^{35}
苦味药	克欸致子药	keif zif zix yaof	$k'ei^{35}$ tsi^{35} tsi^{55} jau^{35}
辣味药	这是药	zef sif yaof	tse^{35} si^{35} jau^{35}
咸味药	咸味药	harf weif yaof	xan^{21} wei^{35} jau^{35}
涩味药	书爬趴药	sux par pax yaof	su^{55} $p'a^{21}$ $p'i^{55}$ jau^{35}
麻味药	麻味药	mar weif yaif	ma^{21} wei^{35} jau^{35}
淡味药	淡撇撇药	danf piex piex yaof	tan^{35} $p'ie^{55}$ $p'ie^{55}$ jau^{35}
甜味药	翁几几药	ongf jix jix yaof	$u\eta^{35}$ $t\varsigma i^{55}$ $t\varsigma i^{55}$ jau^{35}
败毒药	毒哈那药	duf har naf yaoif	tu^{35} xa^{21} ςa^{35} jau^{35}
赶火药	米姐药	miv jiev yaof	mi^{53} $t\varsigma ie^{53}$ jau^{35}
赶风药	热书姐药	ref sux jiev yaof	ze^{35} su^{55} $t\varsigma ie^{53}$ jau^{35}
消食药	叶消捏药	yer xiaox niex yaof	je^{21} ςiau^{55} ςie^{55} jau^{35}
表药	恶踏姐药	wor tar jiev yaof	wo^{21} $t'a^{21}$ $t\varsigma ie^{53}$ jau^{35}
下药	达捏药	dar nier yaof	ta^{21} ςie^{21} jau^{35}
消水药	泽消药	cer xiaox yaof	$ts'e^{21}$ ςiau^{55} jau^{35}
止咳药	聋他药	longx tax yaof	$lu\eta^{55}$ $t'a^{55}$ jau^{35}
喜药	倮块药	lox kuaix yaof	lo^{55} $k'uai^{55}$ jau^{35}
隔喜药	倮块他药	lox kuaix tax yaof	lo^{55} $k'uai^{55}$ $t'a^{55}$ jau^{35}
打伤药	哈地诊业药	har dif zenx nier yaof	xa^{21} ti^{35} $tsen^{55}$ ςie^{21} jau^{35}
打虫药	铁迫哈药	tiex per har yaof	so^{55} $p'e^{21}$ xa^{21} jau^{35}
蛇药	窝嘎夺药	wor gav dor yaof	wo^{53} ka^{53} to^{21} jau^{35}

火疤药	米格欸药	miv geir yaof	mi^{53} kei^{21} jau^{35}
煎法	熬法	ngaor huar	ŋau^{21} xua^{21}
炖法	糯法	lof huar	lo^{35} xua^{21}
磨汁法	泽磨法	cer mor huar	ts'e^{21} mo^{21} xua^{21}
酒泡法	热补法	ref bux haur	ze^{35} pu^{55} xua^{21}
碾末法	屁屁碾法	pif pif nianx huar	p'i^{35} p'i^{35} ȵian^{55} xua^{21}
蜜丸法	车扯药布里日法	cef cex yaof duf lix rix huar	ts'e^{35} ts'e^{55} jau^{35} pu^{35} li^{55} zi^{55} xua21
嘴嚼法	炸起嚼法	zaf dix jiaof huar	tsa^{35} tɕ'i^{55} tiau^{35} xua^{21}
外敷法	恶踏巴法	wor tar bax haur	wo^{21} tɕa^{21} pa^{55} xua^{21}
挤汁法	泽举法	cer jix huar	ts'e^{21} tɕi^{55} xua^{21}
煨法	他法	taf haur	t'a^{35} xua^{21}
外洗法	恶踏窝法	wor tar wox huar	wo^{21} t'a^{21} wo^{55} xua^{21}
气蒸法	痛统法	tongf tongx huar	t'uŋ^{35} t'uŋ^{55} xua^{21}
熏法	克尔卡熏法	kax kar xinx huar	k'e^{55} k'a^{21} ɕin^{55} xua^{21}
点眼法	糯布点法	lof buf dianx huar	lo^{35} pu^{35} tian^{35} xua^{21}
塞鼻法	翁起思翁法	ongf qix songr huar	uŋ^{35} tɕ'i^{55} suŋ^{21} xua^{21}
佩挂法	所提块法	sox tir kuaix haur	so^{55} t'i^{21} k'uai^{55} xua^{21}
含嗽法	炸起懒法	zaf qix lanx huar	tsa^{35} tɕ'i^{55} lan^{55} xua^{21}
外搽法	恶踏此法	wor taf cix haur	wo^{21} t'a^{35} ts'i^{55} xua^{21}
汤剂	泽剂	cer jix	ts'e^{21} tɕi^{55}

炖蒸剂	糯列统剂	lof liex tkngx jix	lo^{35} lie^{21} t'uŋ^{55} tɕi^{55}
散剂	屁屁剂	pif pif jix	pi^{35} pi^{35} tɕi^{35}
酒剂	热剂	ref jix	ze^{35} li^{35} tɕi^{55}
丸剂	布利剂	buf lif jix	pu^{35} li^{35} tɕi^{55}
煎膏剂	熬列膏剂	ngaor lier gaox jix	ŋau^{21} lie^{21} kau^{55} tɕi^{55}
磨汁剂	磨剥细泽剂	mor bor xir cer jix	mo^{21} po^{21} ɕi^{35} ts'e^{21} tɕi^{55}
鲜汁剂	阿是泽剂	af six cer jix	a^{35} si^{55} ts'e^{21} tɕi^{55}
佩挂剂	所提块剂	sox tir kuaix jix	so^{55} t'i^{21} k'uai^{55} tɕi^{55}
外擦剂	恶踏此剂	wor tar cix jix	wo^{21} t'a^{21} ts'i^{55} tɕi^{55}
外敷剂	恶踏巴剂	wor tsr bax jix	wo^{21} t'a^{21} pa^{55} tɕi^{55}
包裹剂	迫捏西剂	pex niex cix jix	p'e^{55} ɳie^{55} ɕi^{55} tɕi^{55}
切制法	托托梭法	tor tor sox huar	t'o^{21} t'o^{21} so^{55} xua^{21}
磨捣法	磨体体法	mor tix tix huar	mo^{21} t'i^{55} t'i^{55} xua^{21}
煨制法	他法	taf huar	t'a^{35} xua^{21}
泡剂法	补法	buv huar	pu^{53} xua^{21}
炒制法	炒法	caov huar	t'sau^{53} xua^{21}
灸法	艾务法	ngaif wuf huar	ŋai^{35} wu^{35} xua^{21}
煅法	米务法	miv wuf haur	mi^{53} wu^{35} xua^{21}
蒸法	统法	tongx huar	t'uŋ^{55} xua^{21}
煮法	糯法	lof huar	lo35 xua21
水飞法	泽日阿法	cer rax huar	ts'e21 za55 xua21

埋制法	里提崩法	livtir bongr huar	li^{53} $t'i^{21}$ $pu\eta^{21}$ xua^{21}
汗渍法	古泽侵法	gux xer qinf huar	ku^{55} ts'e $t\c{c}'in^{35}$ xua^{21}
焙干法	克欸 克欸欸阿嘎法	keif keix ax gar huar	$k'ei^{35}$ $k'ei^{55}$ a^{55} ka^{21} xua^{21}
磨制法	磨制法	mor zif huar	mo^{21} tsi^{35} xua^{21}
烤制法	米他法	miv taf huar	mi^{53} $t'a^{35}$ xua^{21}
烧制法	米务法	miv wuf huar	mi^{53} wu^{35} xua^{21}
腌制法	梯枯官法	tix kux guanf huar	$t'i^{55}$ $k'u^{55}$ $kuan^{35}$ xua^{21}
露制法	所泽哈法	sox cer har huar	so^{55} $ts'e^{21}$ xa^{21} xua^{21}
发芽法	额阿 额阿阿实法	ngar ngaxsir huar	ηa^{21} ηa^{21} si^{21} xua^{21}

第二章　见病症名词

七十二症名词（多版本七十二症综合）

乌鸦症	嘎症	gar zenf	ka^{21} tsen^{35}
白眼症	诺布阿实症	lof buf ar sir zenf	lo^{35} pu^{35} a^{21} si^{21} tsen^{35}
哑巴症	嘎八症	gar bar zenf	ka^{21} pa^{21} tsen^{35}
蛤蟆症	卡切八症	kax qier bar zenf	k'a^{55} tɕie^{21} pa^{21} zen^{35}
凤凰症	碰症	pongf zenf	p'uŋ^{35} tsen^{35}
珍珠症	我布里症	ngox buf lix zenf	ho^{55} pu^{35} li^{55} tsen^{35}
羔羊症	若被症	rof bif zenf	zo^{35} pi^{35} tsen^{35}
鹿症	鹿症	lur zenf	lu^{21} tsen^{35}
象痧症	象痧症	xlanf sax zenf	ɕian^{35} sa^{55} tsen^{35}
狮子症	狮子症	six zix zenf	si^{55} tsi^{55} tsen^{35}
蜈蚣症	蜈蚣症	wur gongrzenf	wu^{21} kuŋ^{21} tsen^{35}
蜜蜂症	米马症	mix max zenf	mi^{55} ma^{55} tsen^{35}
兔子症	莫托里症	mor tox lix zenf	mo^{21} t'o^{55} li^{55} tsen^{35}
老鼠症	热症	rer zenf	ze^{21} tsen^{35}
母猪症	子尼嘎症	ziv nir gar zenf	tsi^{53} ȵi^{21} ka^{21} tsen^{35}

鸡症	日阿症	rar zenf	za^{21} tsen^{35}
血腥症	莫也迫兰症	mie pex lanr zenf	mie^{55} p’e^{55} lan^{21}tsen^{35}
猫症	莫症	mor zenf	mo^{21} tsen^{35}
鹰症	半症	banf zenf	pan^{35} tsen^{35}
蚊虫症	马哭里贴迫症	max kur lixtex per zenf	ma^{55} k’u^{21} li^{55} t’e^{55} p’e^{21} tsen^{35}
鸭子症	沙症	sav zenf	sa^{53} tsen^{35}
喜鹊症	岔差症	caf cax zenf	ts’a^{35} ts’a^{55} tsen^{35}
蚰子症	蚰贴迫症	youftex per zenf	jəu^{35} t’e^{55} p’e^{21} zen^{35}
秋蝉症	琴琴饿实症	qinr qinr ngof sir zenf	tɕin^{21} tɕin^{21} ŋo^{35} si^{21} tsen^{35}
脚鱼症	宋及症	song jirf zenf	suŋ^{35} tɕi^{21} tsen^{35}
蚯蚓症	快曲拉症	kuaif qir lax zenf	k’uai^{35} tɕi^{21} la^{55} tsen^{35}
鱼痧症	宋不实症	songf bur sir zenf	suŋ^{35} pu^{21} si^{21} tsen^{35}
醋猪症	细泽子症	xif cer ziv zenf	ɕi^{35} ts’e^{21} tsi^{53} tsen^{35}
缠丝症	丝二拉苦倮症	six ef lax kux lox zenf	si^{55} e^{35} la^{55} k’u^{55} lo^{55} tsen^{35}
老鹳症	鹳老嘎症	guanf laox gar zenf	kuan^{35} lau^{55} ka^{21} tsen^{35}
鹅症	压症	yaf zenf	ja^{35} tsen^{35}
蜓蝣症	软布里贴迫症	ruanf buf lixtex per zenf	zuan^{35} pu^{35} li^{55} t’e^{55} p’e^{21} tsen^{35}
螳螂症	利嘎尺症	lif gax cir zenf	li^{35} ka^{55} ts’i^{21} tsen^{35}

鹌鹑症	义伟色通苦里症	nif weix ser tongx kux lix zenfzwe zenf	ȵi^{35} wei^{55} se^{21} t'uŋ^{55} k'u^{55} li^{55} tsen^{35}
蚂蚁症	思尼嘎症	six nir gar zenf	si^{55} ȵi^{21} ka^{21} tsen^{35}
绞肠痧症	没被拉九症	mer bif lax jiuv zenf	me^{21} pi^{35} la^{55} tɕiu^{53} tsen^{35}
长蛇症	窝儿八症	wov er bar zenf	wo^{53} e^{21} pa^{21} tsen^{35}
马喉症	蒙空底症	mongr kogx dix zenf	muŋ^{21} k'uŋ^{55} ti^{55} tsen^{35}
蝼蛭症	撇拉贴迫症	pie laxtex per zenf	pie^{55} la^{55} t'e^{55} p'e^{21} tsen^{35}
混脑症	科巴木症	kox bax mur zenf	k'o^{55} pa^{55} mu^{21} tsen^{35}
挠挠症	思额阿被拉症	six ngar bif lax zenf	si^{55} ŋa^{21} pi^{35} la^{55} tsen^{35}
骡子症	格歛症	geiv zenf	kei^{53} tsen^{35}
驼症	驼症	tor zenf	t'o^{21} tsen^{35}
血腥沫心症	摸也迫泽里科倮日阿症	miev pex cer lix kox lox raf zenf	mie^{53} p'e^{55} ts'e^{21} li^{55} k'o^{55} lo^{55} za^{35} tsen^{35}
八腊症	八蜡症	bar lar zenf	pa^{21} la^{21} tsen^{35}
九心痛症	里科倮格龙地症	lix kox lox gev longr dif zenf	li^{55} k'o^{55} lo^{55} ke^{55} luŋ^{21} ti^{35} tssen^{35}
斑鸠症	铺土症	puf tux zenf	p'u^{35} t'u^{55} tsen^{35}
利刀症	托托西纳症	tor tor xix lar zenf	t'o^{21} t'o^{21} ɕi^{55} la^{21} tsen^{35}
四脚蛇症	庆青标症	qinf qinx biaox zenf	tɕin^{35} tɕi^{55} piau^{55} tsen^{35}

血拥心症	摸也里科倮扶洛症	miev lix kox lox hux lor zenf	mie^{53} li^{55} k'o^{55} lo^{55} xu^{55} lo^{21} tsen^{35}
柳皮疔症	柳他爬疔症	liuv tax par denx zenf	liu^{53} t'a^{55} p'a^{21} ten^{55} tsen^{35}
蝎子症	蝎子症	xiex zix zenf	çie^{55} tsi^{55} tsen^{35}
鸡脚症	日阿及症	rar jir zenf	za^{21} tçi^{21} tsen^{35}
白喉症	空底阿实症	kongx dix ar sir zenf	k'uŋ^{55} ti^{55} a^{21} si^{21} tsen^{35}
滚痧症	没卡闹叶洛症	mer kaf laox yer lor zenf	me^{21} k'a^{35} lau^{55} je^{21} lo^{21} tsen^{35}
麻刹症	所提麻症	sox tir maf zenf	so^{55} t'i^{21} ma^{35} tsen^{35}
马症	蒙症	mongr zenf	muŋ^{21} tsen^{35}
马卢症	马卢症	max lur zenf	ma^{55} lu^{21} tsen^{35}
乌龟症	乌龟症	wux guix zenf	wu^{55} kui^{55} tsen^{35}
水牛症	日汪症	ruanf zenf	zuan^{35} tsen^{35}
乌痧症	不实烂嘎症	bur sir lanf gax zenf	pu^{21} si^{21} lan^{35} ka^{55} tsen^{35}
吹气症	是思摸也症	sif six mief zenf	si^{35} si^{35} mie^{35} tsen^{35}
猴腰症	尔腰杆症	ev yaox gevnx zenf	e^{53} jau^{55} kan^{55} tsen^{35}
豆虫症	气布里贴迫症	qif buf lixtex per zenf	tçi^{35} pu^{35} li^{55} t'e^{55} p'e^{21} tsen^{35}
流血不止症	摸也止他症	miev ziv tax zenf	mie^{53} tsi^{53} t'a^{55} tsen^{35}

猛虎症	利卧捏症	lif wof niex zenf	li^{35} wo^{35} ɳie^{55} tsen^{35}
纺车症	他起差炸症	tax qix cax zaf zenf	t'a^{55} tɕix ts'a^{55} tsa^{35} tsen^{35}
虫症	贴迫症	tex per zenf	t'e^{55} p'e^{21} tsen^{35}
淮目症	淮目症	huair mur zenf	xuai^{21} mu^{21} tsen^{35}
缠心症	里科倮扶罗症	lix kox lox hux lor zenf	li^{55} k'o^{55} lo^{55} xu^{55} lo^{21} tsen^{35}
顶利症	顶利症	denx lif zenf	ten^{55} li^{35} tsen^{35}
佛顶症	和尚科巴症	hor sanf kox bax zenf	xo^{21} san^{35} k'o^{55} pa^{55} tsen^{35}
无言症	杀立尺太症	sar lir cir taif zenf	sa^{21} li^{21} ts'i^{21} t'ai^{35} tsen^{35}
穿心症	里科倮里业症	lix kox lox liv neir zenf	li^{55} k'o^{55} lo^{55} li^{53} ɳie^{21} tsen^{35}
霍乱症	又屁又剥症	youf pif youf bor zenf	jəu^{35} p'i^{35} jəu^{35} po^{21} tsen^{35}
骆驼症	骆驼症	lor tor zenf	lo^{21} t'o^{21} tsen^{35}
喉症	空底症	kongx dix zenf	k'uŋ^{55} ti^{55} tsen^{35}
上马症	马谷业症	max gur nier zenf	ma^{55} ku^{21} ɳie^{21} tsen^{35}
翻痧症	拍梯克阿汝地症	pef tik kex ax rux dif zenf	p'e^{35} t'i^{55} k'e^{55} a^{55} zu^{55} ti^{35} tsen^{35}
朴地虱	里迫剥地症	liv per bor dif zenf	li^{53} p'e^{21} po^{21} ti^{35} tsen^{35}
翻地虱	里阿汝地症	lir ax rax dif zenf	li^{53} a^{55} zu^{55} ti^{35} tsen^{35}

淋症	尔车剥细烂症	ex cex bor xif lanf zenf	e^{55} ts'e^{55} po^{21} ɕi^{35} lan^{35} tsen^{35}
长蛇症	窝儿八症	wov er bar zenf	wo^{53} e^{21} pa^{21} tsen^{35}
蝙蝠症	热踏实症	rer tar sir zenf	ze^{21} t'a^{21} si^{21} tsen^{35}
经漓症	卡普泽打症	kax pux cer dax zenf	k'a^{55} p'u^{55} ts'e^{21} ta^{55} tsen^{35}
下马症	马达业症	max dar nier zenf	ma^{55} ta^{21} ȵie^{21} tsen^{35}
清鼻症	翁起信嘎症	ongf qix xinf gax zenf	uŋ^{35} tɕi^{55} ɕin^{35} ka^{55} tsen^{35}
吹艳症	吹艳症	cuix yanf zenf	ts'ui^{55} jan^{35} tsen^{35}
挠壳症	挠壳症	laor kor zenf	lau^{21} k'o^{21} tsen^{35}
摆头摆尾症	科巴起其列朋起其症	kox bax qix qir ler pongf qix qir zeng	k'o^{55} pa^{55} tɕ'i^{55} tɕ'i^{21} le^{21} p'uŋ^{35} tɕ'i^{55} tɕ'i^{21} tsen^{35}
浑身出血症	所提付你摸也注症	sox tir huf nix miev zuf zenf	so^{55} t'i^{21} xu^{35} ȵi^{55} mie^{53} tsu^{35} tsen^{35}
猛虎症	利卧捏西症	lif wof niex xix zenf	li^{35} wo^{35} ȵie^{55} ɕi^{55} tsen^{35}
地车子症	里车子症	liv cex zix zenf	li^{53} ts'e^{55} tsi^{55} tsen^{35}
蚕症	腮麻妈症	saix mar max zenf	sai^{55} ma^{21} ma^{55} tsen^{35}
心症	里科倮症	liv kox lox zenf	li^{53} k'o^{55} lo^{55} tsen^{35}
脑心痛症	科巴恶兔地症	kox bax wof tuf dif zenf	k'o^{55} pa^{55} wo^{35} t'u^{35} ti^{35} tsen^{35}
包衣症	思巴迫症	six bax pex zenf	si^{55} pa^{55} p'e^{55} tsen^{35}

蛆子症	屁嘎色症	pif gax ser zenf	p'i^{35} ka^{55} se^{21} tsen^{35}
凤凰症	碰不实症	pongf bur sir zenf	p'uŋ^{35} pu^{21} si^{21} tsen^{35}
出巡症	出巡症	cur xinr zenf	ts'u^{21} ɕin^{21} tsen^{35}
麂兰症	那几烂嘎症	laf jix lanf gax zenf	la^{35} tɕi^{55} lan^{35} ka^{55} tsen^{35}
蚁虫症	思尼嘎贴迫症	six nir gartex per zenf	pi^{55} ȵi^{21} ka^{21} t'e^{55} p'e^{21} tsen^{35}
蛇症	窝症	wov zenf	wo^{53} tsen^{35}
红痧症	摸也泽夺症	miev cer dor zenf	mie^{53} ts'e^{21} to^{21} tsen^{35}
狐狸症	梭朴症	sox pur zenf	so^{55} p'u^{21} tsen^{35}
羚羊症	若阿巴症	rof ax bax zenf	zo^{35} a^{55} pa^{55} tsen^{35}
莽牛症	务倮杀哈台症	wuf lox sar hax tair zenf	wu^{35} lo^{55} sa^{21} xa^{55} t'ai^{21} tsen^{35}
猿猴症	尔老嘎症	ev laox gax zenf	e^{53} lau^{55} ka^{55} tsen^{35}
晴蚝症	软布里症	ruanf buf lix zenf	zuan^{35} pu^{35} li^{55} tsen^{35}
野雀症	抗苦聂被症	kanr kux nief bif zenf	k'an^{21} k'u^{55} ȵie^{35} pi^{35} tsen^{35}
鹁鸪症	铺锅里聂被症	puf gox lix nief bif zenf	p'u^{35} ko^{55} li^{55} ȵie^{35} pi^{35} tsen^{35}
黄鹰症	王八里倮症	wanr bar lix lox zenf	wan^{21} pa^{21} li^{55} lo^{55} tsen^{35}
海青症	科巴地体克	kox bax dif tix kex zanf	k'o^{55} pa^{55} ti^{35} ti^{55} k'e^{55} tsen^{35}

鹰嘴症	半炸起症	banf zaf qix zenf	pan^{35} tsa^{35} tɕ'i^{55} tsen^{35}
鳝鱼症	王山症	wanr sanx zenf	wan^{21} san^{55} tsen^{35}
豆喉症	空底实布里症	kangx dix sir buf lix zenf	k'uŋ^{55} ti^{55} si^{21} pu^{35} li^{55} tsen^{35}
夯牛症	务巴症	wuf bax zenf	wu^{35} pa^{55} tsen^{35}
羊毛症	若是嘎症	rof sif gax zenf	zo^{35} si^{35} ka^{55} tsen^{35}
缩舌症	移拉索捏症	yif lax sof niex zenf	ji^{35} la^{55} so^{35} ȵie^{55} tsen^{35}
霍乱症	又屁又剥症	youf pif youf bor zenf	jəu^{35} pi^{35} jəu^{35} po^{21} tsen^{35}
五淋症	尔车所直业症	ex cex sox zir nier zenf	e^{55} ts'e^{55} so^{55} tsi^{21} ȵie^{21} tsen^{35}
老鼠偷粪	色洞嘎切嘎症	ser dongr gaf qief gax zenf gaf zenf	se^{21} tuŋ^{21} ka^{35} tɕ'iz^{35} ka^{55} tsen^{35}
鸡公症	日阿八症	rar bar zenf	za^{21} pa^{21} tsen^{35}
青痧症	不实信嘎症	bur sir xinf gax zenf	p'u^{21} si^{21} ɕin^{35} ka^{55} tsen^{35}
铜蛇症	所窝症	sox wov zenf	so^{55} wo^{53} tsen^{35}
狗儿症	哈列被症	hax ler bif zenf	xa^{55} le^{21} pi^{35} tsen^{35}
人惊症	倮里科倮思实症	lox lix kox lox six sir zenf	lo^{55} li^{55} k'o^{55} lo^{55} si^{55} si^{21} tsen^{35}
头瘟症	科巴翁夺症	kox bax ongf dor zenf	k'o^{55} pa^{55} uŋ^{35} to^{21} tsen^{35}

黑痧症	不实烂嘎症	bur sir lanf gax zenf	pu^{21} si^{21} lan^{35} ka^{55} tsen^{35}
镇喉症	空底书业症	kongx dix sux nier zenf	k'uŋ^{55} ti^{55} su^{55} ȵie^{21} tsen^{35}
蜈蚣痧症	蜈蚣不实症	war gongr bur sir zenf	wu^{21} kuŋ^{21} pu^{21} si^{21} tsen^{35}
闷头症	科巴木体克症	kox bax mur tix kex zenf	ko^{55} pa^{55} mu^{21} t'i^{55} k'e^{55} tsen^{35}
缩阴症	日杆子没起列症	rir ganr zir mer qix lier zenf	zi^{21} kan^{21} tsi^{21} me^{21} tɕ'i^{55} lie^{21} tsen^{35}
铜锣症	所诺症	sox lof zenf	so^{55}lo^{35} tsen^{35}
血口症	摸也炸起症	miev zaf qix zenf	mie^{53}tsa^{35} tɕ'i^{55} tsen^{35}
蜈蚣症	蜈蚣症	wur gongr zenf	wu^{21} kuŋ^{21} tsen^{35}
蝎虎症	窝替米症	wov tif mix zenf	wo^{53} t'i^{35}mi^{55} tsen^{35}

惊症名词

飞蛾扑心惊	他思里科倮碰惊	tax six lix kox lox pongf jinx	t'a^{55} si^{55} li^{55} k'o^{55} lo^{55} p'uŋ^{35} tɕin^{55}
泥鳅惊	尿池惊	niaof cir jinx	ȵiau^{35} ts'i^{21} tɕin^{55}
螃蟹惊	螃嘎惊	panr gaf jinx	p'an^{21} ka^{35} tɕin^{55}
虾子惊	沙土惊	sax tux jix	sa^{55} t'u^{55} tɕin^{55}
蜘蛛惊	补此惊	bux cix jinx	pu^{55}ts'i^{55} tɕin^{55}
乌鸦惊	嘎惊	gar jinx	ka^{21} tɕin^{55}

团鱼惊	聋古惊	longx gux jinx	luŋ^{55} ku^{55} tçin^{55}
鸭子惊	沙惊	sav jinx	sa^{53} tçin^{55}
落地惊	里比列惊	lix bix ler jinx	li^{55} pi^{55} le^{21} tçin^{55}
蕲蛇惊	窝惊	wov jinx	wo^{53} tçin^{55}
猴子惊	尔惊	ev jix	e^{53} tçin^{55}
百马玄蹄惊	百马玄蹄惊	ber max xianr tir jinx	pe^{21} ma^{55} çian^{21} t'i^{21} tçin^{55}
上马惊	马谷惊	max gur jinx	ma^{55} ku^{21} tçin^{55}
下马惊	马达惊	max dar jinx	ma^{55} ta^{21} tçin^{55}
肠惊	被拉惊	bif lax jinx	pi^{35} la^{55} tçin^{55}
反弓惊	日阿板杆阿汝惊	rax banx ganx ax rux jinx	za^{55} pan^{55} kan^{55} a^{55} zu^{55} tçin^{55}
心惊	里科倮惊	lix kox lox jinx	li^{55} k'o^{55} lo^{55} tçin^{55}
木马惊	卡马惊	kar max jinx	k'a^{21} ma^{55} tçin^{55}
铁蛇钻心惊	窝里科倮起列惊	wov lix kox lox qix lier jinx	wo^{53} li^{55} k'o^{55} lo^{55} tç'i^{55} lie^{21} tçin^{55}
懒蛇惊	窝崩弄他惊	wov bongf longf tax jinx	wo^{53} puŋ^{35} luŋ^{35} t'a^{55} tçin^{55}
撒手惊	借差剥惊	jief cavbor jinx	tçie^{35} ts'a^{53} po^{21} tçin^{55}
路中伸腿惊	拉苦吉称惊	lax kux jir cenx jinx	la^{55} k'u^{55} tçi^{21} ts'en^{55} tçin^{55}
呕逆惊	替额惊	tif ngex jinx	t'i^{35} ŋe^{55} tçin^{55}
缩痧惊	不实梭惊	bur sir sof jinx	pu^{21} si^{21} so^{35} tçin^{55}

双眼翻白惊	糯布阿石惊	lof buf ar sir jinx	lo^{35} pu^{35} a^{21} si^{35} $tɕin^{55}$
胎惊	迫日阿惊	pex rax jinx	$p'e^{55}$ za^{55} $tɕin^{55}$
夜啼惊	烂材致惊	lanf caix zif jinx	$lan^{35}ts'ai^{35}$ $tsi^{35}tɕin^{55}$
脐风惊	麦替苦里惊	mar tix kux lix jinx	me^{21} $t'i^{55}$ $k'u^{55}li^{55}tɕin^{55}$
乌缩惊	乌缩惊	wux sur jinx	wu^{55} su^{21} $tɕin^{55}$
月家惊	卡普劳惊	kax pux laor jinx	$k'a^{55}$ $p'u^{55}$ lau^{21} $tɕin^{55}$
肚痛惊	没地惊	mer dif jinx	me^{21} ti^{35} $tɕin^{55}$
水泻惊	泽剥惊	cer bor jinx	$ts'e^{21}$ po^{21} $tɕin^{55}$
内吊惊	恶兔吊惊	wof tuf diaof jinx	wo^{35} $t'u^{35}$ $tiau^{35}$ $tɕin^{55}$
抬手惊	借底底惊	jief dix dix jinx	$tɕin^{35}$ ti^{55} ti^{55} $tɕin^{55}$
马登惊	马登惊	max denx jinx	ma^{55} $ten^{55}tɕin^{55}$
软脚惊	吉白白惊	jir ber bex jinx	$tɕi^{21}$ pe^{21} $pe^{55}tɕin^{55}$
直手惊	借出出惊	jief cur cur jinx	$tɕie^{35}ts'u^{21}ts'u^{21}tɕin^{55}$
两手惊	借捏次惊	jief niex cix jinx	$tɕie^{35}ȵie^{55}$ $ts'i^{55}$ $tɕin^{55}$
迷昏惊	杀哈桃惊	sar hax taorjinx	$sa^{21}xa^{55}$ $t'au^{21}$ $tɕin^{55}$
白鸦惊	嘎阿石惊	gar ar sir jinx	k^{21} a^{21} si^{21} $tɕin^{55}$
乌痧惊	不实烂嘎惊	bur sir lanf gax jinx	pu^{21} si^{21} lan^{35} ka^{55} $tɕin^{55}$
锁心惊	里科倮书惊	lix kox lox suv jinx	li^{55} $k'o^{55}$ lo^{55} su^{53} $tɕ'in^{55}$
压舌惊	玉那那惊	yif naf nav jinx	ji^{35} $ȵa^{35}$ $ȵa^{53}$ $wotɕin^{55}$

曲蛇惊	窝弯差惊	wov wanx caxjinx	wo^{53} wan^{55} ts'a^{55} tɕin^{55}
满舌惊	满舌惊	manx ser jinx	man^{55} se^{21} tɕin^{55}
倒蛇惊	窝松罗惊	wov songx lor jinx	wo^{53} suŋ^{55} lo^{21} tɕin^{55}
脐口撮口惊	麦替咚嘎撮口惊	mer tif dongr gaf cor kour jinx	we^{21}ti^{35}tong^{21}ka^{35}tso^{21}k'əu^{35} tɕin^{55}
皮风惊	他爬热书惊	tax par ref sux jinx	t'a^{55}p'a^{21}ze^{35} su^{55} tɕin^{55}
闷惊	闷惊	menf jinx	men^{35} tɕin^{55}
顺惊	那过惊	naf gof jinx	ɳa^{35} ko^{35} tɕin^{55}
肩缝惊	拍体克缝惊	pef tix kex hongf jinx	p'e^{35} t'i^{55} k'e^{55} xuŋ^{35} tɕin^{55}
眼花惊	糯布卡普卜惊	lof buf kafxpux pur jinx	lo^{35} pu^{35} k'a^{55} p'u^{55} p'u^{21} tɕin^{55}
打马惊	马哈惊	max har jinx	ma^{55} xa^{21} tɕin^{55}
饿蚕惊	勤饿食惊	qinr ngof sir jinx	tɕin^{55}ŋo^{35} si^{21} tɕin^{55}
热惊风	杀格欸惊风	saf geix jinx hongx	sa^{35} kei^{55} tɕin^{55}xuŋ^{55}
鹅蚕惊	压岔布里惊	yar caf buf lix jinx	ja^{21} ts'a^{35} pu^{35} li^{55} tɕin^{55}
盘梅惊	盘梅惊	panr meir jinx	p'an^{21} mei^{21} tɕin^{55}
拉蛇惊	窝此岔惊	wov cix cax jinx	wo^{53} ts'i^{55} ts'a^{55} tɕin^{55}
水泻惊	泽剥惊	cer bor jinx	ts'e^{21} po^{21} tɕin^{55}
缩阴惊	列迫缩惊	lief pex sof jinx	lie^{35} p'e^{55} so^{35}tɕin^{55}
一哭一死惊	那动致那动社惊	naf dongx zif naf dongf sef jin	ɳa^{35} tuŋ^{35} tsi^{35} ɳa^{35} tuŋ^{35}se^{35} tɕin^{55}

气肿惊	是思浮惊	sif six hur jinx	si^{35} si^{55} xu^{21} tɕin^{55}

风病名词

岩鹰风	阿伴风	ar banf hongx	a^{21} pan^{35} xuŋ^{55}
乌鸦惊风	嘎惊风	gar jinx hongx	ka^{21} tɕin^{55} xuŋ^{55}
喜鹊风	岔差风	caf cax hongx	ts'a^{35} ts'a^{55} xuŋ^{55}
雅雀风	查的界风	car dir gaif hongx	ts'a^{21} ti^{21} kai^{35} xuŋ^{55}
双鹊娘风	双鹊娘风	suanx qiaof nianr hongx	suan^{55} tɕiau^{35} ȵian^{21} xuŋ^{55}
猫头鹰风	马可尺风	max kox cir hongx	ma^{55} k'o^{55} ts'i^{21} xuŋ^{55}
鸬鹚风	鸬鹚风	luf six hongx	lu^{35} si^{55} xuŋ^{55}
斑鸠风	铺土风	puf tux hongx	p'u^{35} t'u^{55} xuŋ^{55}
韩鸡风	泥肉风	nir rur hongx	ȵi^{21} zu^{21} xuŋ^{55}
鲁鱼风	鲁鱼风	lux yir hongx	lu^{55} ji^{21} xuŋ^{55}
桂鱼风	桂鱼风	guif yir hongx	kui^{35} ji^{21} xuŋ^{55}
黄刺鱼风	王嘎他色宋风	wanr gax tax ser songf hongx	wan^{21} ka^{55} t ' a^{55} se^{21} suŋ^{35} xuŋ^{55}
黄尾鱼风	列碰王嘎宋风	lei pongf wanr gax songf hongx	lie^{21} p ' uŋ^{35} wan^{21} ka^{55} suŋ^{35} xuŋ^{55}
团鱼风	聋古风	longx gux hongx	luŋ^{55} ku^{55} xuŋ^{55}
乌龟风	乌龟风	wux guix hongx	wu^{55} kui^{55} xuŋ^{55}
白鲤鱼风	宋阿实风	songf ar sir hongx	suŋ^{35} a^{21} si^{21} xuŋ^{55}

秋鱼风	秋鱼风	qiux yir hongx	tɕiu^{55} ji^{21} xuŋ^{55}
边鱼风	也摆宋风	yex baix songf hongx	j e^{55} pai^{55} suŋ^{35} xuŋ^{55}
山鲤鱼风	抗苦宋风	kanr kux songf hongx	k’an^{21} k’u^{55} suŋ^{35} xuŋ^{55}
蛇风	窝风	wor hongx	wo^{53} xuŋ^{55}
克马风	卡切八风	kax qier bar hongx	k’a^{55} tɕ’ie^{21} pa^{21} xuŋ^{55}
蜜风	米馬风	mix max hongx	mi^{55} ma^{55} xuŋ^{55}
雷蜂风	七里蜂风	qif lix hongx hongx	tɕi^{35} li^{55} xuŋ^{55} xuŋ^{55}
土虫风	若铁迫风	rovtex ber hongx	zo^{53} t’e^{55} p’e^{21} xuŋ^{55}
螺丝风	螺丝风	lor sir hongx	lo^{21} si^{21} xuŋ^{55}
纺车娘风	恰奶奶风	qiar nair nair hongx	tɕia^{21} ɳai^{21} ɳai^{21} xuŋ^{55}
蜘蛛风	补此风	bux cix hongx	pu^{55} ts’i^{55} xuŋ^{55}
蜈蚣风	蜈蚣风	wur gongr hongx	wu^{21} kuŋ^{21} xuŋ^{55}
壁虎风	窝替米风	wov tif mix hongx	wo^{53} t’i^{35} mi^{55} xuŋ^{55}
蚂蝗风	撇拉风	piex lax hongx	p’ie^{55} la^{55} xuŋ^{55}
蚂蚁风	思尼嘎风	six nir gar hongx	si^{55} ɳi^{21} ka^{21} xuŋ^{55}
猴子风	尔风	ev hongx	e^{53} xuŋ^{55}
土猪风	抗苦子风	kanr kux ziv hongx	k’an^{21} k’u^{55} tsi^{53} xuŋ^{55}
猪头风	子科巴风	ziv kox bax hongx	tsi^{53} k’o^{55} pa^{55} xuŋ^{55}
马风	蒙风	mongr hongx	muŋ^{21} xuŋ^{55}

马蹄风	蒙吉爬风	mongr jir par hongx	muŋ^{21} tɕi^{21} p'a^{21} xuŋ^{55}
上马风	马谷风	max gur hongx	ma^{55} ku^{21} xuŋ^{55}
落马风	马比列风	max bix lier hongx	ma^{55} pi^{55} lie^{21} xuŋ^{55}
马牙风	马思思风	max six six hongx	ma^{55} si^{55} si^{55} xuŋ^{55}
猪儿风	子被风	ziv bif hongx	tsi^{53} pi^{35} xuŋ^{55}
羊癫风	若孟邪	ruof mongx xier	zuo^{35} muŋ^{55} ɕie^{21}
骡子风	格欸风	geiv hongx	kei^{53} xuŋ^{55}
哈儿风	哈列风	hav lier hongx	xa^{53} lie^{21} xuŋ^{55}
野猪风	抗苦子风	kanr kux ziv hongx	k'an^{21} k'u^{55} tsi^{53} xuŋ^{55}
牛头风	务科巴风	wuf kox bax hongx	wu^{35} k'o^{55} pa^{55} xuŋ^{55}
乌鹿风	乌鹿风	wux lur hongx	wu ma^{55} lu^{21} xuŋ^{55}
白虎风	利阿石风	lif ar sir hongx	li^{35} a^{21} si^{21} xuŋ^{55}
豹子风	豺狗风	cair gour hongx	ts'ai^{21} kəu^{21} xuŋ^{55}
兔子风	实列风	sir lef hongx	si^{21} le^{35} xuŋ^{55}
老鼠风	热风	rer hongx	ze^{21} xuŋ^{55}
木鱼风	卡宋风	kar songf hongx	k'a^{21} suŋ^{35} xuŋ^{55}
钟口风	钟炸起风	zongx zaf qix hongx	tsuŋ^{55} tsa^{35} tɕ'i^{55} xuŋ^{55}
木膨风	格欸梯风	geix tix hongx	kei^{55} t'i^{55} xuŋ^{55}
门坎风	朗明风	nanx minr hongx	ɳan^{55} min^{21} xuŋ^{55}
床边风	捏左踏风	nief zox tar hongx	ɳie^{35} tso^{55} t'a^{21} xuŋ^{55}

铜甲风	铜甲风	tongr jiar hongx	tuŋ^{21}tɕia^{21}xuŋ^{55}
香炉风	所提苦风	sox tix kux hongx	so^{55} t'i^{55} k'u^{55} xuŋ^{55}
扫把风	舍格欸趴风	sex keix pax hongx	se^{55} k'ei^{55} p'a^{55} xuŋ^{55}
草席风	凉得风	lianr de hongx	lian^{21} te^{35} xuŋ^{55}
拦救风	拦救风	lanr jiuf hongx	lan^{21} tɕiu^{21}xuŋ^{55}
坛水风	梯苦泽风	tix kux cer hongx	ti^{55} k'u^{55} ts'e^{21} xuŋ^{55}
鼓锤风	黑棒棒风	her banf banx hongx	xe^{21} pan^{35} pan^{55} xuŋ^{55}
麻风	麻风	mar hongx	ma^{21} xuŋ^{55}
炉火风	米堂风	mix tanr hongx	mi^{55} t'an^{21} xuŋ^{55}
酒蒸风	惹统风	ref tongx hongx	ze^{35} suŋ^{55}xuŋ^{55}
火风	米风	miv hongx	mi^{53} xuŋ^{55}
漆风	气日阿风	qix rar hongx	tɕ'i^{35}za^{21} xuŋ^{55}
酒风	惹风	ref hongx	ze^{35} xuŋ^{55}
热风	热书格欸风	ref sux geir hongx	ze^{35} su^{55} kei^{21} xuŋ^{55}
四六风	惹恶风	rex wor hongx	ze^{55} wo^{21} xuŋ^{55}
脐肚风	麦替苦里风	mer tix kux lix hongx	me^{21} t'i^{55} k'u^{55} li^{55} xuŋ^{55}
半肢风	借拉尺风	jief lax cir hongx	tɕie^{21}la^{55} ts'i^{21} xuŋ^{55}
半边风	那体克风	nax tix kex hongx	ɳa^{53} ti^{55} k'e^{55} xuŋ^{55}
雷头风	科巴墨翁风	kox bax mef ongr hongx	k'o^{55} pa^{55} me^{35} uŋ^{21} xuŋ^{55}

罗汉风	罗汉风	lor hanf hongx	lo^{21} xan^{35} xuŋ^{55}
哑巴风	嘎八风	gar bar hongx	ka^{21} pa^{21} xuŋ^{55}
锁喉风	空底书风	kongx dix sux hongx	k'uŋ^{55} ti^{55} su^{55} xuŋ^{55}
皮风	他爬风	tax par hongx	t'a^{55} p'a^{21} xuŋ^{55}
螃蟹风	螃嘎风	panr gar hongx	p'an^{21} ka^{35} xuŋ^{55}
产后风	倮聋列风	lox longx liex hongx	lo^{55} luŋ^{55} lie^{55} xuŋ^{55}
赶脚风	吉阿姐风	jir av jiex hongx	tɕi^{21} a^{53} tɕie^{55} xuŋ^{55}
头风	科巴风	kox bax hongx	k'o^{55} pa^{55} xuŋ^{55}
冷骨风	鲁嘎务气起风	lux gax wuf qif qix hongx	lu^{55} ka^{55} wu^{35} tɕ'i^{35} tɕ'i^{55} xuŋ^{55}
膝节风	吉提克风	jir tir kex hongx	tɕi^{21} t'i^{21} k'e^{55} xuŋ^{55}
节骨风	鲁嘎糯梯风	lux gax lof tif hongx	lu^{55} ka^{55} lo^{35} t'i^{55} xuŋ^{55}
内节风	恶免糯梯风	wof tuf lof tif hongx	wo^{35} t'u^{35} lo^{35} t'i^{35} xuŋ^{55}
钻骨风	鲁嘎起列风	lux gax qix lier hongx	lu^{55} ka^{55} tɕ'i^{55} lie^{21} xuŋ^{55}
破骨风	鲁嘎皮风	lux gax pir hongx	lu^{55} ka^{55} p'i^{21} xuŋ^{55}
鹰爪风	伴吉迷梯风	banf jir mir tir hongx	pan^{35} tɕie^{35} mi^{55} t'i^{21} xuŋ^{55}
眉毛风	糯布四嘎风	lof buf sif gaf hongx	lo^{35} pu^{35} si^{35} ka^{35} xuŋ^{55}

摇头风	科巴起七风	kox bax qix qir hongx	k'o^{55} pa^{55} tç'i^{55} tç'i^{21} xuŋ^{55}
偏头风	科巴拉咱风	kox bax lax zax hongx	k'o^{55} pa^{55} la^{55} tsa^{55} xuŋ^{55}
耳风	翁且风	ongr qief hongx	uŋ^{21} tç'ie^{35} xuŋ^{55}
颈风	空底风	kongx dix hongx	kuŋ^{55} ti^{55} xuŋ^{55}
肩风	拍体克风	pef tix kex hongx	p'e^{35} t'i^{55} k'e^{55} xuŋ^{55}
小肠风	被拉爽亏风	bif lax suanx kuix hongx	pi^{35} la^{55} suan^{55} k'ui^{55} xuŋ^{55}
大肠风	被拉此巴风	bif lax cix bax hongx	pi^{35} la^{55}ts'i^{55} pa^{55} xuŋ^{55}
肝风	安额阿风	anx ngax hongx	an^{55} ŋa^{55} xuŋ^{55}
胃风	色迫风	ser per hongx	se^{21} pe^{21} xuŋ^{55}
坐骨风	翁鲁嘎风	ongr lux gax hongx	uŋ^{21} lu^{55} ka^{55} xuŋ^{55}
茅室风	色谷坐风	ser gur zof hongx	se^{21} ku^{21} tso^{35} xuŋ^{55}
锅盖风	踏若毒炸风	taf kux dur zaf hongx	t'a^{35} k'u^{55} tu^{21} tsa^{35} xuŋ^{55}
鞋带风	撮谢尔拉风	cor xief ef lax hongx	ts'o^{21} çie^{35}e^{35} la^{55} xuŋ^{55}
嘴巴风	炸起风	zaf qix hongx	tsa^{35} tç'i^{55} xuŋ^{55}
脱节风	糯梯比列风	lof tif pix lier hongx	lo^{35} t'i^{35} pi^{55} lie^{21} xuŋ^{55}
五爪风	借米提风	jief mix tir hongx	tçie^{35}mi^{35} t'i^{21} xuŋ^{55}

痧症名词

鸟子痧	鸟子痧	niaox zix sax	ȵiau^{55} tsi^{55} sa^{55}
马子痧	马子痧	max zir sax	ma^{55} tsi^{21} sa^{55}
野雀痧	抗苦捏被痧	kanr kux nief bif sax	k'an^{21} k'u^{55} mie^{35} pi^{35} sa^{55}
鸦鹊痧	茶地界痧	car dir gai sax	ts'a^{21} ti^{21} kai^{35} sa^{55}
鸡儿痧	日阿被痧	rar bif sax	za^{21} pi^{35} sa^{55}
鸭儿痧	洒被痧	sav bif sax	sa^{53} pi^{35} sa^{55}
纺车娘痧	恰奶奶痧	qiar nair nair sax	tɕia^{21} ȵai^{21} ȵai^{21} sa^{55}
鹤鹰痧	白鹤伴痧	befhof banf sax	pe^{35} xo^{35} pan^{35} sa^{55}
白鹅痧	压阿石痧	yar ar sir sax	ja^{21} a^{21} si^{21} sa^{55}
猫儿痧	莫被痧	mor bif sax	mo^{21} pi^{35} sa^{55}
哑巴痧	嘎八痧	gar bar sax	ka^{21} pa^{21} sa^{55}
蟒蛇痧	窝老嘎痧	wov laox gax sax	wo^{53} lau^{55} ka^{55} sa^{55}
老鸦痧	嘎痧	gar sax	ka^{21} sa^{55}
羊儿痧	若被痧	ruof bif sax	z uo^{35} pi^{35} sa^{55}
才鱼痧	卡宋痧	kar songf sax	k'a^{21} suŋ^{35} sa^{55}
鹿于痧	鹿于痧	lur yir sax	lu^{21} ji^{21} sa^{55}
莽娘头立痧	莽娘头立痧	manx niar tour lir sax	man^{55} ȵian^{21} t'əu^{21} li^{21} sa^{55}
铁丝痧	写二拉痧	xiev ef lax sax	ɕie^{53} e^{35} la^{55} sa^{55}

猴儿痧	尔被痧	ex bif sax	e^{55} pi^{35} sa^{55}
黄牛痧	务痧	wuf sax	wu^{55} sa^{55}
土猪痧	子痧	ziv sax	tsi^{53} sa^{55}
狐狸痧	所卜痧	sox pur sax	so^{55} p'u^{21} sa^{55}
山羊痧	抗苦若痧	kanr kux ruof sax	k'an^{21} k'u^{55} zuo^{35} sa^{55}
老鼠痧	热痧	rer sax	ze^{21} sa^{55}
兔儿痧	莫拖里痧	mor tox lix sax	mo^{21} t'o^{55} li^{55} sa^{55}
母猪痧	子尼嘎痧	ziv nir gar sax	zi^{53} ni^{21} ka^{21} sa^{55}
蜂子痧	米马痧	mix max sax	mi^{55} ma^{55} sa^{55}
蜈蚣痧	蜈蚣痧	wur gongr sax	wu^{21} kuŋ^{21} sa^{55}
声鸣虫痧	幕付铁迫痧	mof huftex per sax	mo^{35} xu^{35} t'ie^{55} p'e^{21} sa^{55}
土虫痧	里铁迫痧	livtex per sax	li^{53} t'ie^{55} p'e^{21} sa^{55}
鲤鱼痧	宋痧	songf sax	suŋ^{35} sa^{55}
蚂蚁痧	思尼嘎痧	six nif gar sax	si^{55} ȵi^{21} ka^{21} sa^{55}
蛇舌痧	窝玉拉痧	wov yif lax sax	wo^{53} ji^{35} la^{55} sa^{55}
樱桃痧	翁迫思痧	ongx pex six sax	uŋ^{55} p'e^{55} si^{55} sa^{55}
烂肠痧	被拉聋痧	bif lax longx sax	pi^{35} la^{55} luŋ^{55} sa^{55}
风痧	热书痧	ref sux sax	ze^{35} su^{55} sa^{55}
心痛火痧	里科倮米打痧	lix kolox miv dax sax	i^{55} k'o^{55} lo^{55} mi^{53} ta^{55} sa^{55}
小肠痧	被拉被痧	bif lax bif sax	pi^{35} la^{55} pi^{35} sa^{55}

羊毛痧	若是嘎痧	ruof sif gaf sax	zuo^{35} si^{35} ka^{35} sa^{55}
黄珠子痧	栀子布利痧	zix zix buf lix sax	tsi^{55} tsi^{55} pu^{35} li^{35} sa^{55}
青筋痧	筋信嘎痧	jinx xinf gax sax	tɕin^{55} ɕin^{35} ka^{55} sa^{55}
角弓痧	日阿板杆痧	rax banx ganx sax	za^{55} pan^{55} kan^{55} sa^{55}
娘子痧	尼嘎痧	nif gar sax	ȵi^{21} ka^{21} sa^{55}
绞肠痧	被拉纠痧	bif lax jiux sax	pi^{35} la^{55} tɕiu^{55} sa^{55}
红痧	面姐痧	miaf jiex sax	mian^{35} tɕie^{55} sa^{55}
铜痧	所痧	sox sax	so^{55} sa^{55}
铁痧	写痧	xiev sx	ɕie^{53} sa^{55}
腰痛痧	腰杆地痧	yaox ganx dif sax	jau^{55} kan^{55} ti^{35} sa^{55}
蚂蝗痧	撇拉痧	piex lax sax	p'ie^{55} la^{55} sa^{55}
虫儿痧	铁迫被痧	tiex per bif sax	tie^{55} p'e^{21} pi^{35} sa^{55}
鹰嘴痧	伴炸起痧	banf zaf qix sax	pan^{35} tsa^{35} tɕ'i^{55} xsa^{55}
闭口痧	炸起痛他痧	zaf qix tongf tax sax	tsa^{35} tɕi^{55} t'uŋ^{55} t'a^{55} sa^{55}
虫痧	铁迫痧	tiex per sax	tie^{55} p'e^{21} sa^{55}
马痧	马痧	max sax	ma^{55} sa^{55}
白鹤痧	祥朗嘎痧	qianr lanx gar sax	tɕ'ian^{21} lan^{55} ka^{21} sa^{55}
黄鳝痧	阿的古痧	ax dix gux sax	a^{55} ti^{55} ku^{55} sa^{55}
铁脚痧	写吉爬痧	xiev jir par sax	ɕie^{53} tɕi^{21} p'a^{21} sa^{55}
慢痧等	耐烦痧	laif huanr sax	lai^{35} xuan^{21} sa^{55}

杂症名词

四肢麻木症	借吉麻症	jief jir maf zenf	tɕie^{35}tɕi^{21} ma^{35} tsen^{35}
寒症	洒症	sav zenf	sa^{53} tsen^{35}
热咳	杀格欸聋症	saf geix longx zenf	sa^{35} kei^{55} luŋ^{55} tsen^{35}
百日咳	那黑欸黑欸聋	naf heix heix longx	ȵa^{35}xei^{35} xei^{35} luŋ^{55}
热吼	杀格欸巴黑	saf geix bax hex	sa^{35} kei^{55} pa^{55} xe^{55}
寒吼	务气起巴黑	wuf qif qix bax hex	wu^{35} tɕ'i^{35}tɕ'i^{35}pa^{55} xe^{55}
寒霍乱	洒屁剥	sav pif bor	sa^{53}p'i^{35}po^{21}
闷头霍乱	科巴闷屁剥	kox bax menf pif bor	k'o^{55} pa^{55} men^{35} p'i^{35} po^{21}
干霍乱	阿嘎屁剥	av gar pif bor	a^{53} ka^{21} p'i^{35} p'o^{21}
水霍乱	泽屁剥	cer pir bor	tsie^{21} p'i^{35} po^{21}
干水霍乱	阿嘎泽屁剥	av gar cer pif bor	a^{53} ka^{21} ts'e^{21} p'i^{35} po^{21}
大霍乱	此巴屁剥	cix bax pif bor	ts'i^{55} pa^{55} p'i^{35} po^{21}
热霍乱	杀格欸屁剥	saf geix pif bor	sa^{35} kei^{55} p'i^{35} po^{21}
寒湿霍乱	洒卡别列屁剥	sav kax biex liex pif bor	sa^{53} k'a^{55} pie^{55} lie^{55} p'i^{35} po^{21}
霍乱转筋	筋哭土屁剥	jinx kuf tux pif bor	tɕin^{55} k'u^{35} t'u^{55} p'i^{35} po^{21}

热尿积	杀格欸尔车所	saf geix ex cex sox	sa^{35} kei^{55} e^{55} ts'e^{55} so^{55}
痨尿积	痨尔车所	laor ex cex sox	lan^{21} e^{55} ts'e^{55} so^{55}
虚尿积	踏思尔车所	taf six ex cex sox	t'a^{35} si^{55} e^{55} ts'e^{55} so^{55}
摆尿积	摆尔车所	baix ex cex sox	pai^{55} e^{55} ts'e^{55} so^{55}
膏尿积	膏尔车所	gaox ex cex sox	kau^{55} e^{55} ts'e^{55} so^{55}
闭尿积	闭尔车所	bif ex cex sox	pi^{35} e^{55} ts'e^{55} so^{55}
火毒	米毒	mix dur	mi^{53} tu^{21}
火风	米热书	miv ref sux	mi^{53} ze^{35} su^{55}
火烧症	米务症	miv wuf zenf	mi^{53} wu^{35} tsen^{55}
火肿	米胡	miv hur	mi^{53} xu^{21}
水呛	泽欠	cer qianf	ts'e^{21} tɕ'ian^{35}
水毒	泽毒	cer dur	ts'e^{21} tu^{21}
水鼓胀	消且他症	xiaox qiex tax zenf	ɕiau^{55} tɕ'ie^{55} t'ax tsen^{55}
水肿	泽胡	cer hur	ts'e^{21} xu^{21}
水积	泽处	cer cuv	ts'e^{21} ts'u^{53}
水疮症	泽切嘎症	cer qief gax zenf	ts'e^{21} tɕ'ie^{35} ka^{55} tsen^{55}
水呛咳	泽欠聋	cer qianf longx	ts'e^{21} tɕ'ie^{35} luŋ^{55}
水呛黄	泽欠王嘎那	cer qianf wanr gax lax	ts'e^{21} tɕ'ian^{35} wan^{21} ka^{55} la^{55}
水停	泽停	cer tenr	ts'e^{21} t'en^{21}
水肚	泽没	cer mer	ts'e^{21} me^{21}

气瘤	是思瘤	sif six liux	si^{35} si^{55} liu^{55}
血瘤	灭尔瘤	miev liux	mie^{53} liu^{55}
肉瘤	实瘤	sir liux	si^{21} liu^{55}
筋瘤	筋瘤	jinx liux	tɕian^{55}liu^{55}
骨瘤	鲁嘎瘤	lux gax liux	lu^{55} ka^{55} liu^{55}
火瘤	米瘤	miv liux	mi^{53} liu^{55}
肚瘤	没瘤	mer liux	me^{21} liu^{55}
腿瘤	比他瘤	bix tax liux	pi^{55} t'a^{55} liu^{55}
头瘤	科巴瘤	kox bax liux	k'o^{55} pa^{55} liu^{55}
肢瘤	借吉瘤	jief jir liux	tɕie^{35} tɕi^{21} liu^{55}
背瘤	拍体克瘤	pef tix kex liux	p'e^{35} t'i^{55} k'e^{55} liu^{55}
麻瘤	麻瘤	mar liux	ma^{21} liu^{55}
水痘	泽布利	cer buf lif	ts'e^{21} pu^{35} li^{35}
岩痘	阿布利	ar buf lif	a^{21} pu^{35} li^{35}
珍珠痘	我布利	ngov buf lif	ŋo^{53} pu^{35} li^{35}
高梁痘	翁巴布利	ongx bax buf lif	uŋ^{55} pa^{55} pu^{35} li^{35}
出肤子	麻妈住	mar max zuf	ma^{21} ma^{55} tsu^{35}
内伤症	恶兔伤症	wof tuf sanx zenf	wo^{35} t'u^{35} san^{55} tsen^{35}
胎黄症	聋列王嘎拉症	longx liex wanr gax lax zenf	luŋ^{55} lie^{55} wan^{21} ka^{55} la^{55} tsen^{35}
座症	座症	zof zenf	tso^{35} tsen^{35}

百虫吃肝症	铁迫安额阿嘎症	tiex per anx ngax gar zenf	t'ie^{55} p'e^{21} an^{55} ŋa^{55} ka^{35} tsen^{35}
关门杀贼	拉密谢强盗布	lax mir xief qianr daof buf	la^{55} mi^{21} ɕie^{35} tɕ'ian^{21} tau^{35} pu^{35}
移心吊肚症	色迫里科倮阿移	ser per lix kox lox av yir	se^{21} p'e^{21} li^{55} k'lo^{55} lo^{55} a^{53} ji^{21}
牯牛症	务巴症	wuf bax zenf	wu^{35} pa^{55} tsen^{35}
牛亡症	务社了症	wuf sef liaox zenf	wu^{35} se^{35} liau^{55} tsen^{35}
卷骨筋症	鲁嘎筋克欸里症	lux gax jinx keif lix zenf	lu^{55} kax tɕian^{55} k'ei^{35} li^{55} tsen^{35}
鲤鱼精症	宋精怪症	songf jinx guaif zenf	suŋ^{35} tɕian^{55} kua^{i35} tsen^{35}
奔水症	泽姐症	cer jiex zenf	ts'e^{21} tɕie^{55} tsen^{35}
停食症	叶消他症	yer xiaox tax zenf	je^{21} ɕiau^{55} t'a^{55} tsen^{35}
四眼症	糯布惹尺症	lof buf rev cir zenf	lo^{35} pu^{35} ze^{53} ts'i^{21} tsen^{35}
亡人症	倮社了症	lox sef liaox zenf	lo^{55} se^{35} liau^{55} tsen^{35}
虚症	踏思症	taf six zenf	t'a^{35} si^{55} tsen^{35}
倒胆症	胆阿汝症	danx ax rux zenf	tan^{55} a^{55} zu^{55} tsen^{35}
撒人症	撒人症	sav renr zenf	sa^{53} zen^{21} tsen^{35}
鸡窝瘟	日阿统时气	rar tongx sir qif	za^{21} t'uŋ^{21} si^{21} tɕ'i^{35}
干瘦症	阿嘎歪症	av gar waix zenf	a^{53} ka^{21} wai^{55} tsen^{35}
阴火症	米移大症	miv yir daf zenf	mi^{53} yi^{21} ta^{35} tsen^{35}

天色兰症	麦窝兰症	mef wov lasnr zenf	me^{35} wo^{53} lan^{21} tsen^{35}
腰子症	腰子症	yaox zix zenf	yao^{55} tsi^{55} tsen^{35}
鬼打青症	阿叶哈信嘎症	ax yer har xinf gax zenf	a^{55} ji^{21} xa^{21} ɕin^{35} ka^{55} tsen^{35}
土虫症	若铁迫症	rov tiex per zenf	zo^{53} tie^{55} p'e^{21} tsen^{35}
声鸣症	阿惹幕付症	af rex mof hux zenf	a^{35} ze^{55} mo^{35} xu^{55} tsen^{35}
筋骨痛症	鲁嘎筋地症	lux gax jinx dif zenf	lu^{55} ka^{55} tɕin^{55} ti^{55} tsen^{35}
发斑症	他爬卡普症	tax par kax pux zenf	t'a^{55} p'a^{21} k'a^{55} p'u^{55} tsen^{35}
血见症	灭尔移辽症	miev yir lianr zenf	mie^{53} ji^{21} liau^{21} tsen^{35}
青蛇症	窝信嘎症	wor xinf gax zenf	wo^{53} ɕin^{35} ka^{55} tsen^{35}
夜食太过症	烂才叶嘎日症	lanf caix yer gaf rir zenf	lan^{35} ts'ai^{55} je^{21} ka^{35} zi^{21} tsen^{35}
热气症	杀格欸是思症	saf geix sif six zenf	sa^{35} kei^{55} si^{35} si^{55} tsen^{35}
冰水症	凌勾泽症	lenf goux cer zenf	len^{35} kəu^{55} ts'e^{21} tsen^{35}
胁痛症	所提社他地症	sox tir sef tax dif zenf	so^{55} t'i^{21} se^{55} t'a^{55} ti^{35} tsen^{35}
头瘤症	科巴瘤症	kox bax liux zenf	k'o^{55} pa^{55} liu^{55} tsen^{35}
腰杆痛症	腰杆地症	yaox ganx dif zenf	jau^{55} kan^{55} ti^{35} tsen^{35}
盲人症	糯子症	lof ziv zenf	lo^{35} tsi^{53} tsen^{35}

苦胆痛症	苦胆地症	kux danx dif zenf	k'u^{55} tan^{55} ti^{35} tsen^{35}
肚饱症	没借症	mer jief zenf	me^{21} tɕie^{35} tsen^{35}
黄疸症	糯次王嘎拉症	lof cif wanr gax lax zenf	lo^{35} ts'i^{35} wan^{21} ka^{35} la^{55} tsen^{35}
浑身出血不止症	所提灭尔住止他症	sox tir miev zuf zir tax zenf	so^{55} t'i^{21} mie^{53} tsu^{35} tsi^{53} t'a^{55} tsen^{35}
客膝痛症	吉提克地症	jir tir kex dif zenf	tɕi^{21} ti^{21} k'e^{55} ti^{35} tsen^{35}
奶痛症	忙地症	manr dif zenf	man^{21} ti^{35} tsen^{35}
胸痛症	利科冲地症	lif kox congx dif zenf	li^{35} k'o^{55} t'uŋ^{21} ti^{35} tsen^{35}
脱肛症	色罗别症	ser lor piev zenf	se^{21} lo^{21} pie^{53} tsen^{35}
内痔	麦恶兔痔	mer wof tux zif	me^{21} wo^{35} tu^{55} tsi^{35}
外痔	窝踏痔	wor tar zif	wo^{21} t'a^{21} tsi^{35}
屙血不止症	灭尔剥止他症	miev bor ziv tax zenf	mie^{53} po^{21} tsi^{53} t'a^{55} ts-en^{35}
心理嘈杂症	麦嘎西西症	mer gar xix xix ze-nf	me^{21} ka^{21} ɕi^{55} ɕi^{55} tsen^{35}
夜游症	烂才格次症	lanr caix gercix zenf	lan^{21} ts'ai^{55} ke^{21} ts'i^{35} tsen^{35}
恶梦症	目得卡拉症	mur def kax lax zenf	mu^{21} te^{35} k'a^{55} la^{55} tsi^{21}
血脉亏损症	灭尔普尺症	miev puv cir zenf	mie^{53} p'u^{53} ts'i^{21} tsen^{35}

劳伤过度症	叶日老火症	yer rix laox hox zenf	je^{21} zi^{55} lau^{55} xo^{55} tsen^{35}
小儿夜啼症	摆烂才致症	baiv lanr caix zif zenf	pai^{53} lan^{21} ts'ai^{55} tsi^{35} tsen^{35}
肥胖症	是古途症	sif gux tur zenf	si^{35} ku^{55} t'u^{21} tsen^{35}
缩阴症	列迫麦起列症	lief pex mer qix lier zenf	lie^{35} p'e^{55} me^{21} qi^{55} lie^{21} tsen^{35}
茎萎症	目杆子翁他症	rir ganx zir ongr tax zenf	zi^{21} kan^{21} tsi^{21} uŋ^{35} t'ax tsen^{35}

窍病名词

牙环	思思替米地	six six tif mix dif	si^{55} si^{55} t'i^{35} mi^{55} ti^{35}
漏腮	泽时迫惹住	cer sir pex ref zuf	ts'e^{21} si^{21} p'e^{21} ze^{35} tsu^{35}
猴儿疱	尔胡	ex hur	e^{55} xu^{21}
小儿白口疮	波立炸起阿石	box lix zaf qix arsir	po^{55} li^{21} tsa^{35} tɕ'i^{55} a^{21} si^{21}
小儿鹅口疮	波立鹅子切嘎	box lir ngor zir qief gax	po^{55} li^{21} ŋo^{21} tsi^{21} tɕ'ie^{35} ka^{55}
单蛾子	他思老	tax six laox	ta^{55} si^{55} lao^{55}
双蛾子	他思捏拢	tax six niex longx	t'a^{55} si^{55} ȵie^{55} luŋ^{55}
锁猴风	空地书热书	k'ongx dix suv ref suv	k'uŋ^{55} ti^{55} su^{53} ze^{35} su^{53}

喉风	空底热书	kongx dix ref sux	k'uŋ^{55} ti^{55} ze^{35} su^{55}
蜘蛛疔	补此疔	bux cix denx	bu^{55} tsi^{55} ten^{55}
喉蚁症	空底思尼嘎症	kongx dix six nir gar zenf	k'uŋ^{55} ti^{55} si^{55} ȵi^{21} ka^{21} tsen^{35}
白喉	空底阿石	kongx dix ar sir	k'uŋ^{55} ti^{55} a^{21} si^{21}
风牙	热书思思	ref sux six six	ze^{35} su^{55} si^{55} si^{55}
火牙	米思思	miv six six	mi^{53} si^{55} si^{55}
虫牙	铁迫思思	tiex per six six	t'ie^{55} p'e^{21} si^{55} si^{55}
脱腮	额阿八谷比列	ngar bar gur bix lier	ȵa^{21} pa^{21} ku^{21} pi^{55} lie^{21}
鼻蚕疮	翁起岔布利切嘎	ongf qix caf buf lif qief gax	uŋ^{35} tɕi^{55} ts'a^{35} pu^{35} li^{35} tɕ'ie^{35} ka^{35}
马夹风	马夹风	max jir hongx	ma^{55} tɕia^{21} xuŋ^{55}
流鼻血	翁起灭尔注	ongf qix miev zuf	uŋ^{35} tɕ'i^{21} mie^{53} tsu^{35}
鼻塞	翁起拉太	ongf qix lax taif	uŋ^{35} tɕ'i^{21} la^{55} t'ai^{35}
清鼻症	翁起泽打	ongf qix cer dax	uŋ^{35} tɕ'i^{21} ts'e^{21} ta^{55}
灌蚕耳	聋书直	longx sux zir	luŋ^{55} su^{55} tsi^{21}
银疔灌耳	翁且疔疮直	ongr qief denx cuanx zir	uŋ^{35} tɕ'i^{55} ten^{55} ts'uan^{55} tsi^{21}
诱耳虫疮	翁且铁迫起列	ongr qief tiex per qix ler	uŋ^{35} tɕ'ie^{55} tie^{55} p'e^{21} tɕ'i^{55} lie^{21}
耳聋	聋统	longx tongx	luŋ^{55} t'uŋ^{55}
耳鸣	翁且幕付	ongr qief mof hux	uŋ^{21} tɕ'ie^{35} mo^{35} xu^{55}

风眼	糯布热书给	lof buf ref sux gex	lo^{35} pu^{35} ze^{35} su^{55} ke^{55}
火眼	糯布米给	lof buf miv gev	lo^{35} pu^{35} mi^{53} ke^{55}
沙眼	沙眼	sax yanx	sa^{55} jan^{55}
烂眶眼	红鲜锁边	hongr xanx sox bianx	xuŋ^{21} ɕian^{55} so^{55} pian^{55}
迎风流泪	热书移柏泽注	ref sux yir bex cer zuf	ze^{35} su^{55} ji^{21} pe^{55} ts'e^{21} tsu^{35}
鸡盲症	日阿糯着	rar lof zor	za^{21} lo^{35} tso^{21}
翳疔	易子疔疮	yif zix denx cuanx	ji^{35} tsi^{55} tien^{55} ts'uan^{55}
火翳	米易子	miv yif zix	mi^{53} ji^{35} tsi^{55}
占翳	占易子	zanf yif zix	tsan^{35} ji^{35} tsi^{55}
冰翳	令筛易子	lenf saix yif zix	len^{35} sai^{55} ji^{35} tsi^{55}
土翳	若易子	rov yif zix	zo^{53} ji^{35} tsi^{55}
简翳	简易子	jianx yif zix	tɕia^{55} ji^{35} tsi^{55}
水翳	泽易子	cer yif zix	ts'e^{21} ji^{35} tsi^{55}
刷翳	刷易子	suaf yif zix	sua^{35} ji^{35} tsi^{55}
鱼疔	宋疔	songf denx	suŋ^{35} ten^{55}
占疔	占疔	zanf denx	tsan^{35} ten^{55}
外伤疔	恶踏伤疔	wor tar sanx denx	wo^{21} t'a^{21} san^{55} ten^{55}
白衣包珠	阿实糯次里迫	ar sir lof cif lix pex	a^{21} si^{21} lo^{35} tsi^{35} li^{55} p'e^{55}
螃蟹戏珠	螃蟹糯次里黑	panr gaf lof cif lix hex	p'an^{21} ka^{35} lo^{35} tsi^{35} li^{55} xe^{55}

血丝穿瞳仁	灭尔泽糯次里里	miev cer lof cif lix liv	mie^{53} ts'e^{21} lo^{35} tsi^{35} li^{55} li^{53}
白云窜珠	阿石糯次里谷	ar sir lof cif lix gur	a^{21} si^{21} lo^{35} ts ' i^{35} li^{55} ku^{21}
血灌瞳仁	瞳仁灭尔处	tongr renr miev cux	t'uŋ^{21} zen^{21} mie^{53} ts'u^{53}
红翅锁边	哈列铁直	hax lier tier zir	xa^{55} lie^{21} t'ie^{21} tsi^{21}
一窝疔	疔拉统	denx lax tongx	ten^{55} la^{55} t'uŋ^{55}
翻背瞳仁	糯次里阿汝	lof cif lix ax rux	lo^{35} ts'i^{35} li^{55} ax^{55} zu^{55}
白云堆山	云普吉了	yenr pux jif liaox	jen^{21} p'u^{55} tɕi^{35} liau^{55}
白云穿河	麦拉翁湖趴阿	mef lax ongr hur par af	me^{35} la^{55} uŋ^{21} xu^{21} p'a^{21} a^{35}
翻背看人	阿汝剥倮巴	ax rax bor lox bav	a^{55} zu^{55} po^{21} lo^{55} pa^{53}
白鹤托白云	白鹤麦拉翁窝	ber hof mef lax ongr wor	pe^{21} xo^{35} me^{35} la^{55} uŋ^{21} wo^{53}
长翘翘	麦次里直	mef cif lix zir	me^{35} ts'i^{35} li^{55} tsi^{21}

劳病名词

色劳	铁姐劳	tier jier laor	t'ie^{21} tɕie^{53} lau^{21}
真月劳	扎坏拉司劳	zar huaix lax six laor	tsa^{21} xuai^{55} la^{55} si^{55} lau^{21}
月初劳	拉司初劳	lax six cux laor	la^{55} si^{55} ts' u^{55} lau^{21}

月中劳	拉司中劳	lax six zongx laor	la^{55} si^{55} tsuŋ^{55} lau^{21}
满月劳	拉司满劳	lax six manx laor	la^{55} si^{55} man^{55} lau^{21}
干溪劳	胡趴阿嘎劳	hur par ax gar laor	xu^{21} p'a^{21} a^{55} ka^{21} lau^{21}
停经劳	卡普停劳	kax pux tenr laor	k'a^{55} p'u^{55} t'en^{21} lau^{21}
干筋劳	筋阿嘎劳	jinx ax gar laor	tɕin^{55} a^{55} ka^{21} lau^{21}
假月劳	假拉司劳	jiax lax six laor	tɕia^{55} la^{55} si^{55} lau^{21}
崩劳	跨劳	kuav laor	k'ua^{53} lau^{21}
饭色劳	直嘎日劳	zir gaf rir laor	tsi^{21} ka^{35} zi^{21} lau^{21}
水色劳	泽服日劳	cer hur rir laor	ts'e^{21} xu^{21} zi^{21} lau^{21}
烟色劳	烟服日劳	yasnx hur rir laor	jan^{55} xu^{21} zi^{21} lau^{21}
汗色劳	古泽注日劳	gux cer zuf rir laor	ku^{55} ts'e^{21} tsu^{35} zi^{21} lau^{21}
奶劳	忙泽日劳	manr cer rir laor	man^{21} ts'e^{21} zi^{21} lau^{21}
酒色劳	热服日劳	ref hur rir laor	ze^{35} xu^{21} zi^{21} lau^{21}
压劳	那剥劳	nav por laor	ȵa^{53} po^{21} lau^{21}
闭经劳	卡普欸他劳	kax pux eif tax laor	k'a^{55} p'u^{55} ei^{35} t'a^{55} lau^{21}
背节劳	拍体克借借劳	pef tix kex jief jief laor	p'e^{35} t'i^{55} k'e^{55} tɕie^{35} tɕie^{55} lau^{21}
童子劳	倮必得劳	lox bir dex laor	lo^{55} pi^{21} te^{55} lau^{21}
倒经劳	卡普松欸劳	kax pux songx eif laor	k'a^{55} p'u^{55} suŋ^{55} ei^{35} lau^{21}
饿劳	利阿劳	lif ax laor	li^{35} a^{55} lau^{21}

传户劳	拉挫阿直劳	lax cox av zir laor	la^{55} ts'o^{55} a^{55} tsi^{21} lau^{21}
传尸劳	社土阿直劳	sef tuxax zir laor	se^{35} t'u^{55} a^{55}tsi^{21} lau^{21}
肺劳	上捧劳	sanf pongx laor	san^{35} p'uŋ^{55} lau^{21}
坐劳	翁业细劳	ongr nier xif laor	uŋ^{21} ɳie^{21} ɕi^{35} lau^{21}
干花劳	卡普嘎劳	kax pax gar laor	k'a^{55} p'u^{55} ka^{21} lau^{21}
巴骨劳	鲁嘎阿纳劳	lux gar av lar laor	lu^{55} ka^{55} a^{53} la^{21} lau^{21}
相思劳	打得波劳	dax def box laor	ta^{55} te^{35} po^{55} lau^{21}
痒劳	思额阿劳	six ngar laor	si^{55} ŋa^{21} lau^{21}
转节劳	罗梯叶罗劳	lof tix yer lor laor	lo^{35} t'i^{55} je^{21} lo^{21} lau^{21}
气色劳	是思南劳	sif six lanr laor	si^{35} si^{55} lan^{21} lau^{21}
咯劳	屁劳	pif laor	p'i^{35} lau^{21}
打劳	哈劳	har laor	xa^{21} lau^{21}
挺伤劳	挺伤劳	tenx sanx laor	t'en^{55} san^{55} lau^{21}
鸭姑劳	鸭姑劳	yax gux laor	ja^{55} ku^{55} lau^{21}
百日劳	那黑敛黑敛捏劳	naf heif heif niex laor	ɳa^{35} xei^{35} xei^{35} ɳie^{55} lau^{21}
伤力劳	抗苦伤劳	kanr kux sanx laor	k'an^{21} k'u^{55} san^{55} lau^{21}
疲劳	脑火劳	laox hox laor	lau^{55} xo^{55} lau^{21}
想劳	没得劳	mer def laor	me^{21} te^{35} lau^{21}
心劳	里科倮劳	lix kox lox laor	li^{55} k'o^{55} lo^{55} lau^{21}
忧劳	黑敛气劳	heif qix laor	xei^{35} tɕ'i^{35} lau^{21}
板劳	卡八劳	kar bar laor	k'a^{21} pa^{21} lau^{21}

于瘦劳	于瘦劳	yir sour laor	ji^{21} səu^{35} lau^{21}

流痰病名词

风流	热书流	ref sux liur	ze^{35} su^{55} liu^{21}
火流	米流	miv liur	mi^{53} liu^{21}
上树流	卡蒙谷流	kar mongr gur liur	k'a^{21} muŋ^{21} ku^{21} liu^{21}
多骨流	鲁嘎被流	lux gax bif liur	lu^{55} ka^{55} bi^{35} liu^{21}
排骨流	排杀鲁嘎流	pair sar lux gax liur	p'ai^{21} sa^{21} lu^{55} ka^{55} liu^{21}
胸膛流	利科冲流	lif kox congx liur	li^{35} k'o^{55} ts'uŋ^{55} liu^{21}
顺经流	卡普那过流	kax pux naf gof liur	k'a^{55} p'a^{55} la^{35} ko^{35} liu^{21}
鱼口流	宋炸起流	songf zaf qix liur	suŋ^{35} tsa^{35} tç'i^{55} liu^{21}
节骨流	鲁嘎罗梯流	lux gax lof tix liur	lu^{55} ka^{55} lo^{35} t'i^{55} liu^{21}
背流	拍体克流	pef tix kex liur	p'e^{35} t'i^{55} ke^{55} liu^{21}
巴骨流	鲁嘎阿纳流	lux gax ax lar liur	lu^{55} ka^{55} a^{55} la^{21} liu^{21}
疡流	卡闹流	kaf laof liur	k'a^{35} lau^{35} liu^{21}
包袱流	包袱流	baox hux liur	pao^{55} xu^{55} liu^{21}
走气流	是思拉欸流	sif six lax eif liur	si^{35} si^{55} la^{55} ei^{35} liu^{21}
瓜藤流	方爪二拉流	huanx guax ef lax liur	xuan^{55} kua^{55} e^{35} la^{55} liu^{21}
腿流	比他流	bix tax liur	pi^{55} t'a^{55} liu^{21}

肚流	没各流	mer gor liur	me^{21} ko^{21} liu^{21}
滴水流	泽打流	cer dax liur	$ts'e^{21}$ ta^{55} liu^{21}
胸腔流	利科冲恶兔流	lif kox congx wof tux liur	$li^{35}k'o^{55}$ $tsuŋ^{55}$ wo^{55} $t'u^{55}$ liu^{21}
耳流	翁且流	ongr qief liur	$uŋ^{21}$ $tɕ'ie^{35}liu^{21}$
牙流	思思流	six six liur	si^{55} si^{55} liu^{21}
内流	恶兔流	wof tux liur	wo^{35} $t'u^{55}$ liu^{21}
脐流	麦替流	mer tix liur	me^{21} $t'i^{55}$ liu^{21}
吊流	吊流	dianf liur	$tiau^{35}liu^{21}$
寒湿流	洒卡别列流	sav kav diex lex liur	sa^{53} $k'a^{55}$ pie^{55} le^{55} liu^{21}
寒流	务气起流	wuf qif qix liur	wu^{35} $tɕ'i^{35}tɕ'i^{55}liu^{21}$
双牛拉车流	务捏龙车也流	wuf niex longx cex yex liur	wu^{35} $ȵie^{55}$ $luŋ^{55}$ $ts'e^{55}$ $je^{55}liu^{21}$
米流	直儿流	zir er liur	tsi^{21} e^{21} liu^{21}
破骨流	鲁嘎皮流	lux gax pir liur	lu^{55} ka^{55} $p'i^{21}$ liu^{21}
瓜流	那土流	laf tax liur	la^{35} $t'u^{55}$ liu^{21}
青皮流	他爬信嘎流	tax par xinf gax liur	$t'a^{55}$ $p'a^{21}$ $ɕin^{35}ka^{55}liu^{21}$
转骨流痰	鲁嘎叶罗流	lux gax yer lor liur	lu^{55} ka^{55} je^{21} lo^{21} liu^{21}
火烧流	米务流	miv wuf liur	mi^{53} wu^{35} liu^{21}
滞气流	是思停流	sif six tenrliur	si^{35} $si^{55}t'en^{21}$ liu^{21}
木马流	卡马流	kar max liur	$k'a^{21}$ $ma^{55}liu^{21}$

冷骨流	鲁嘎洒流	lux gax sav liur	lu^{55} ka^{55} sa^{53} liu^{21}
阴蛇流	窝也剥流	wov yex bor liur	wo^{53} je^{55} po^{21} liu^{21}
断骨流	鲁嘎壳流	lux gax kor liur	lu^{55} ka^{55} k'o^{21} liu^{21}

疔病名词

鱼疔	宋疔	songf denx	suŋ^{35} ten^{55}
水疔	泽疔	cer denx	ts'e^{21} ten^{55}
火疔	米疔	miv denx	mi^{53} ten^{55}
银疔	我疔	ngov denx	ŋo^{53} ten^{55}
鼻疔	翁起疔	ongf qix denx	uŋ^{35} tɕ'i^{55} ten^{55}
唇疔	这他爬疔	zef tax par denx	tse^{35} t'a^{55} p'a^{21} ten^{55}
节骨疔	鲁嘎罗梯疔	lux gax lof tix denx	lu^{55} ka^{55} lo^{35} t'i^{55} ten^{55}
虎口疔	利炸起疔	lif zaf qix denx	li^{35} tsa^{35} tɕ'i^{55} ten^{55}
对口疔	炸起对波疔	zaf qix duif box denx	tsa^{35} tɕ'i^{55} tui^{35} po^{55} ten^{55}
封喉疔	空底封疔	kongx dix hongx denx	k'uŋ^{55} ti^{55} xuŋ^{55} ten^{55}
流疔	夺业疔	dor nier denx	to^{21} ȵie^{21} ten^{55}
飞疔	日阿疔	rax denx	za^{55} ten^{55}
耳疔	翁且疔	ongr qier denx	uŋ^{21} tɕ'ie^{35} ten^{55}
糊头疔	糊头疔	hur tour denx	xu^{21} t'əu^{21} ten^{55}

蛇头疔	窝科巴疔	wox kox bax denx	wo^{53} k'o^{55} pe^{55} ten^{55}
蛀节疔	铁迫罗梯疔	tiex per lof tix denx	tie^{55} p'e^{21} lo^{35} t'i^{55} ten^{55}
乌闲疔	乌闲疔	wux xianr denx	wu^{55} ɕian^{21} ten^{55}
米疔	直儿疔	zir er denx	tsi^{21} e^{21} ten^{55}
血疔	灭尔疔	miev denx	mie^{53} ten^{55}
飞肉疔	实日阿波疔	sir rax box denx	si^{21} za^{55} po^{55} ten^{55}
皮疔	他爬疔	tax par denx	t'a^{55} p'a^{21} ten^{55}
竹节疔	母罗梯疔	mux lof tix denx	mu^{55} lo^{35} t'i^{55} ten^{55}
黄牯疔	务巴疔	wuf bax denx	wu^{35} pa^{55} ten^{55}
毛虫疔	是嘎铁迫疔	sif gaf tiex per denx	si^{35} ka^{55} t'ie^{55} p'e^{21} ten^{55}
人中疔	人中穴疔	renr zongx xier denx	zen^{21} tsuŋ^{55} ɕie^{21} ten^{55}
灰疔	不次疔	bur cif denx	bu^{21} ts'i^{35} ten^{55}
闲疔	闲疔	xianr denx	ɕian^{21} ten^{55}
指叶疔	借米提尔他疔	jief mix tir ex tax denx	tɕie^{35} mi^{55} t'i^{21} e^{55} t'a^{55} ten^{55}
尺蛇疔	一尺儿窝疔	yif cif er wov denx	ji^{35} ts'i^{55} e^{21} wo^{53} ten^{55}
泥鳅翻肚疔	尿池没阿汝疔	niaof cir mer ax rux denx	ȵiau^{35} ts'i^{21} me^{21} a^{55} zu^{55} ten^{55}
箭蛇疔	日阿窝疔	rax wov denx	za^{55} wo^{53} ten^{55}
翻蛇疔	窝阿汝疔	wovax rux denx	wo^{53} a^{55} zu^{55} ten^{55}

鱼鳃疔	宋鳃疔	songf six denx	$su\eta^{35} si^{55} ten^{55}$
猴子疔	尔疔	ex denx	$e^{55} ten^{55}$
钻骨疔	鲁嘎穿疔	lux gax cuanx denx	$lu^{55} ka^{55} ts'uanx\ ten^{55}$
红丝疔	免姐丝疔	mianx jiex six denx	$mian^{55} tɕie^{55} si^{55} ten^{55}$
鱼籽疔	宋捏拉布利疔	songf niex lax buf lif denx	$su\eta^{35} ɳie^{55} la^{55} pu^{35} li^{35} ten^{55}$
铁疔	写疔	xiev denx	$ɕie^{53} ten^{55}$
铜疔	梭疔	sox denx	$so^{55} ten^{55}$
乌疔	烂嘎疔	nanf gax denx	$lan^{35} ga^{55} ten^{55}$
青疔	信嘎疔	xinf gax denx	$ɕin^{35} ka^{55} ten^{55}$
牛疔	务疔	wuf denx	$wu^{35} ten^{55}$
中箭疔	中箭疔	zongx jianf denx	$tsu\eta^{55} tɕian^{35} ten^{55}$
毛根疔	是是嘎几纳疔	sif gaf jix lar denx	$si^{35} ka^{35} tɕi^{55} la^{21} ten^{55}$

痒症名词

风坨	起盘	qix panr	$tɕ'i^{55} p'an^{21}$
干格闹	阿嘎格闹	ax gar gef laox	$a^{55} ka^{21} ke^{35} lau^{55}$
牛格闹	务格闹	wuf gef laox	$wu^{35} ke^{35} lau^{55}$
铜钱癣	铜钱癣	tongr qianr xianx	$t'u\eta^{55} tɕ'ian^{21} ɕian^{55}$

腰带疮	没卜拉切嘎	，mer par lax qief gax	me^{21} p'u^{21} la^{55} tɕ'ie^{35} ka^{55}
包袱疮	包袱切嘎	baox hux qief gax	pau^{55} xu^{55} tɕ'ie^{35} ka^{55}
前窍湿疹	尔车咚嘎切嘎	ex cex dongx gaf qief gax	e^{55} ce^{55} tuŋ^{55} ka^{35} tɕie^{35} ka^{55}
疥疮	格闹疮	gef laox cuanx	ke^{35} lau^{55} ts'uan^{55}
沙虫脚	沙虫吉爬	sax congr jir par	sa^{55} ts'uŋ^{21} tɕi^{21} p'a^{21}
牛皮癣	务他爬癣	wuf tax par xianx	wu^{35} t'a^{55} p'a^{21} ɕian^{55}
漆疮	漆切嘎	qif qief gax	tɕ'i^{35} tɕ'ie^{35} ka^{55}
沙扉子	沙扉子	sax huif zix	sa^{55} xui^{35} tsi^{55}
冻疮	冻疱	dongf baox	tuŋ^{35} pau^{55}
蛇泡疮	窝泡泡切嘎	wov paof paox qief gax	wo^{53} p'au^{55} p'au^{55} tɕ'ie^{35} ka^{55}
坐板疮	坐板切嘎	zof banx cuanx gax	tso^{35} pan^{55} tɕ'ie^{35} ka^{55}
霉疮	霉切嘎	meir qief gax	mei^{21} tɕ'ie^{35} ka^{55}
湿疹	卡别不实	kax biex liex bur sir	ka^{55} pie^{55} lie^{55} pu^{21} si^{21}
火耳风	米耳风	mix ex hongx	mi^{55} e^{55} xuŋ^{55}
奶癣	忙癣	manr xianx	man^{21} xian^{55}
锈球风	锈球风	xiuf qiuf hongx	ɕiu^{35} tɕ'iu^{21} xuŋ^{55}
四弯风	懒筋窝思<u>额阿</u>	lanx jinx ox six ngar	lan^{55} tɕiu^{21} o^{55} si^{55} ŋa^{21}
头风	科巴风	kox bax hongx	k'o^{55} pa^{55} xuŋ^{55}

手癣	借癣	jief xianx	tɕie^{35} ɕian^{55}
体癣	所提癣	sox tir xianx	so^{55} t'i^{21} ɕian^{55}
股癣	色谷里癣	ser gur lix xianx	se^{21} ku^{21} li^{55} ɕian^{55}
脚气	吉迷梯空靠思额阿	jir mir tix kongx kaox six ngar	tɕi^{21} mi^{21} t'i^{55} k'uŋ^{55} k'au^{55} si^{55} ŋa^{21}
水田痒症	色克泽思额阿症	ser kex cer six ngav zenf	se^{21} k'e^{55} ts'e^{21} si^{55} ŋa^{21} tien^{35}
腰疮	腰杆切嘎	yaox ganx qief gax	jau^{55} kan^{55} tɕ'ie^{35} ka^{55}

气病名词

岔气	岔气	caf qif	ts'a^{35} tɕ'i^{35}
肚肠气	被拉色迫气	bif lax ser per qif	pi^{35} la^{55} se^{21} p'e^{21} tɕ'i^{35}
疝气	被拉别	bif lax biev	pi^{35} la^{55} pie^{53}
忧气	忧气	youx qif	jəu^{55} tɕ'i^{35}
帅气	帅气	suaif qif	suai^{35} tɕ'i^{35}
肚中气	没各气	mer gor qif	me^{21} ko^{21} tɕ'i^{35}
心气痛	里科倮气地	lix kox lox qif dif	li^{55} k'o^{55} lo^{55} tɕ'i^{35} ti^{35}
肚气痛	没各气地	mer gor qif dif	me^{21} ko^{21} tɕ'i^{35} ti^{35}
怄气	里翁	lix ongr	li^{55} uŋ^{21}
中气	倮留气	lox liux qif	lo^{55} liu^{55} tɕ'i^{35}
走气病	气拉欸病	qif lax eif binf	tɕ'i^{35} la^{55} ei^{35} pin^{35}

气囊脬	气囊脬	qif lanf hur	tɕ'i^{35} lan^{21}xu^{21}
寒气	务气起气	wuf qif qix qif	wu^{35} tɕ'i^{35} tɕ'i^{55} tɕ'i^{35}
湿气	卡别列气	kax biex lex qix	k'a^{55} pie^{55} le^{55} tɕ'i^{35}
火气	米气	miv qif	mi^{53} tɕ'i^{35}
风气	热书气	ref sux qif	ze^{35} su^{55} tɕ'i^{35}
隔气	隔气	ger qif	ke^{21} tɕ'i^{35}
冷气	洒气	ref qif	ze^{35} tɕ'i^{35}
气肿	气胡	dif hur	tɕ'i^{35}xu^{21}
气虚	气踏施	qif taf six	tɕ'i^{35} t'a^{35}si^{55}
热气虚	杀格敛气踏施	saf geix qif taf six	sa^{35} kei^{55} tɕ'i^{35}t'a^{35}si^{55}
气窒	气窒	qif sir	tɕ'i^{35}si^{21}
肝气虚	安额阿气踏施	anx ngax qif taf six	an^{55} ŋa^{55}tɕ'i^{35}t'a^{35}si^{55}

痢症名词

白痢	阿实痢	ar sir lif	a^{21} si^{21} li^{35}
血痢	灭尔痢	miev lif	mie^{53} li^{35}
红白痢	阿石免姐痢	ar sir miax jiex lif	a^{21} si^{21} mian^{55} tɕie^{55}li^{35}
火痢	米痢	miv lif	mi^{53} li^{35}
冷痢	务气起痢	wuf qif qix lif	wu^{35} tɕ'i^{55}tɕ'i^{35}li^{35}

温痢	倮合灰痢	lox hor huix lif	lo^{55} xo^{21} xui^{55} li^{55}
暑痢	格歛业捏痢	geir nier niex lif	kei^{21} ȵie^{21} ȵie^{55} li^{55}
风痢	热书痢	ref sux lif	ze^{35} su^{55} li^{55}
秋痢	凉快痢	lianr kuaif lif	lian^{21} k'uai^{35} li^{55}
疫痢	时气痢	sir qir lif	si^{21} tɕ'i^{21} li^{35}
暴痢	他孟拉嘎痢	taf mongx lax gar lif	t'a^{35} muŋ^{55} la^{55} ka^{21} li^{55}
劳痢	叶日老火痢	yer rix laox hox lif	je^{21} zi^{55} lau^{55} xo^{55} li^{35}
气痢	是思痢	sif six lif	si^{35} si^{55} li^{35}
积痢	堆剥痢	duix bor lif	tui^{55} po^{21} li^{35}
久痢	那谢痢	naf xief lif	ȵa^{35} ɕie^{35} li^{35}
水谷痢	泽利布痢	cer lif buf lif	ts'e^{21} li^{35} pu^{35} li^{35}
脓血痢	热灭尔痢	ref miev lif	ze^{35} mie^{53} li^{35}
酒痢	惹痢	ref lif	ze^{35} li^{35}
五花痢	卡普卡他痢	kax pux kax tax lif	k'a^{55} p'u^{55} k'a^{55} t'a^{55} li^{35}
摆子痢	沙布痢	sax fbuf lif	sa^{55} pu^{35} li^{35}

伤疾名词

跌打损伤	跟给哈列伤	genx gex har liex sanx	ken^{55} ke^{55} xa^{21} lie^{55} san^{55}
腰杆痛	腰杆地	yaox ganx dif	jau^{55} kan^{55} ti^{35}

挺伤	挺伤	tenx sanx	t'en^{55} san^{55}
烫伤	格欸列伤	geir lier sanx	kei^{21} lie^{21} san^{55}
疯狗咬伤	癫狗嘎伤	dianx goux gaf sanx	tian^{55} kəu^{55} ka^{35} san^{55}
狗咬伤	哈列嘎伤	hax lier gaf sanx	xa^{55} lie^{21} ka^{35} san^{55}
蛇咬伤	窝嘎伤	wov gav sanx	wo^{53} ka^{53} san^{55}
蜈蚣咬伤	蜈蚣嘎伤	wur gongr gaf sanx	wu^{21} kuŋ^{21} ka^{35} san^{55}
雷蜂蜇伤	马嘎伤	max gaf sanx	ma^{55} ka^{35} san^{55}
内伤停血	恶兔伤灭尔停	wod tux sanx miev tenr	wo^{35} t'u^{35} san^{55} mie^{53} t'en^{21}
鼠咬伤	热嘎伤	rer gaf sax	ze^{21} ka^{35} san^{55}
骨折	鲁嘎壳	lux gax kor	lu^{55} ka^{35} k'o^{21}
骨节脱榫	鲁嘎罗梯脱筒	lux gax lof tix tof tongr	lu^{55} ka^{55} lo^{35} t'i^{55} t'o^{35} t'uŋ^{21}
刀伤	托托伤	tor tor sax	t'o^{21} t'o^{21} san^{55}
枪伤	冲伤	congf sanx	ts'uŋ^{35} san^{55}
压伤	那列伤	nav liex sanx	ȵa^{53} lie^{55} san^{55}

妇女病名词

摆红	面姐剥	miaf jiex bor	mia^{35} tɕie^{55} po^{21}
摆白	阿石剥	ar sir bor	a^{21} si^{21} po^{21}
月经不对	卡普对大	kax pux duif daf	k'a^{55} pu^{55} tui^{35} ta^{35}

血崩山	苦咱打则灭尔垮	kux zax dax zer miev kuax	k ' u^{55} tsa^{55} ta^{55} tse^{21} mie^{53} k'ua^{55}
崩黑	烂嘎垮	lanf gax kuax	lan^{35} ka^{55} k'ua^{55}
垮血	灭尔垮	miev kuax	mie53 k'a^{55}
倒经	卡普松夺	kax pux songx dor	k'a^{55}p'u^{55}suŋ^{55} to^{21}
冷水闭经	泽务气起卡普思翁	cer wuf qif qix kax pux songr	ts'e^{21} wu^{35} tɕ'i^{35} t' ɕi^{55} k'a^{55} p'u^{55} suŋ^{21}
血气病	灭尔是是病	miev sif six binf	mie^{53} si^{35} si^{55} pin^{35}
阴冷病	倮垄尺务气起病	lox longx cir wuf qif qix binf	lo^{55} long^{55} ts'i^{21} wu^{35} tɕ'i^{35} tɕ'i^{55}pin^{35}
月家寒	司列翁务气起	six liex ongr wuf qif qix	si^{55} lie^{55} uŋ^{21} wu^{35} tɕ'i^{35} tɕ'i^{55}
裂气病	裂气病	lier qif binf	lie^{21} tɕ'i^{35} pin^{35}
坐小月肚子痛	卡普卜没地	kax pux pur merdif	k' a^{55} p' u^{55} p' u^{21} me^{21} ti^{35}
无子症	捏那太症	nex nax taif zenf	ȵie^{55} na^{55} t'ai^{35} tsan^{35}
损身	损身	sunx senx	sun^{55} sen^{55}
吊茄子	卡切切别	kax qiex qiex biev	k'a^{55} tɕ'ie^{55} tɕ'ie^{55} pie^{53}
阴痒	铁司额阿	tir six ngar	t'ie^{21} si^{55} ŋa^{21}
停经	卡普欸到	kax pux eif daof	k'a^{55} p'u^{55} ei^{35} tau^{35}
鬼胎	阿叶胎	ax yer taix	a^{55} je^{21} t'ai^{55}
胎中热毒症	胎途杀格欸症	taix tur saf geix zenf	t' ai^{55} t' u^{21} sa^{35} kei^{55} tsen^{35}

流胎	胎夺	taix dor	tai^{55} to^{21}
喜病	倮块了	lox kuaix liaox	lo^{55} k'uai^{55} liau^{55}
产后症	倮聋他捏症	lox longx tax niex zenf	lo^{55} luŋ^{55} t'a^{55} ȵie^{55} tsen^{35}
后衣不下	迫日阿达他	pex rax dar tax	p'e^{55} za^{55} ta^{21} t'a^{55}
小产	司太波立达	six taif box lir dar	si^{55} tai^{35} po^{55} li^{21} ta^{21}
奶痛	忙地	manr dir	man^{21} ti^{35}
阴霉	糯布移大霉	lof buf yir daf meir	lo^{35} pu^{35} ji^{21} ta^{35} mei^{21}
衙门疮	比他阿抠切嘎	bix tax ax koux qief gax	pi^{55} t'a^{55} a^{55} k'əu^{55} tɕ'ie^{35} ka^{55}
阴疮	倮聋尺切嘎	lox longx cir qief gax	lo^{55} luŋ^{55} ts'i^{21} tɕ'ie^{35} ka^{55}

霉病名词

落地霉	里比列霉	liv bix lier meir	li^{53} pi^{55} lie^{21} mei^{21}
鸡屎霉	日阿色霉	rar ser meir	za^{21} se^{21} mei^{21}
腰带霉	没卜那霉	mer pur nax meir	me^{21} p'u^{21} na^{55} mei^{21}
囊脬霉	囊脬霉	lanr hur meir	lan^{21} xu^{21} mei^{21}
杨霉	杨霉	yanr meir	jan^{21} mei^{21}
白头霉	科巴阿石霉	kox bax ar sir meir	k'o^{55} pa^{21} a^{21} si^{21} mei^{21}
咽喉霉	泽罗梯霉	cer lod tix meir	ts'e^{21} lo^{35} t'i^{55} mei^{21}
阴霉	倮聋尺霉	lox longx cir meir	lo^{55} luŋ^{55} ts'i^{21} mei^{21}

水霉	泽霉	cer meir	ts'e^{21} mei^{21}
鼻孔霉	翁起咚嘎霉	ongf qix dongr gaf meir	uη^{35} tɕ' i^{55} tuŋ^{21} ka^{21} mei^{21}
阴虚霉	铁踏施霉	tier taf six meir	t'ie^{21} t'a^{35} si^{55} mei^{21}
湿霉	卡别列嘎	kax biex liex meir	k'a^{55} pie^{55} lie^{55} mei^{21}

疡子名词

普通疡	普通疡	pux tongx yanr	p'u^{55} t'uŋ^{55} jan^{21}
九子疡	给布疡	gex bux yanr	ke^{55} pu^{55} jan^{21}
瓜藤疡	那土二拉疡	naf tux ef lax yanr	ɳa^{35} t'u^{55} e^{35} la^{55} jan^{21}
寸夹疡	寸夹疡	cunf jiax yanr	ts'un^{35} tɕia^{55} jan^{21}
马铃疡	马聋可里疡	max ongx kox lix yanr	ma^{55} luŋ^{55} k ' o^{55} li^{55} jan^{21}
上树疡	卡蒙谷疡	kar mongr gur yanr	k'a^{21} muŋ^{21} ku^{21} jan^{21}
单子疡	那布疡	naf buf yanr	ɳa^{35} pu^{35} jan^{21}
火疡	米疡	miv yanr	mi^{53} jan^{21}
铜板疡	铜钱疡	tongr qianr yanr	t'uɳ^{21} tɕ'ian^{21} jan^{21}
绊疡	绊疡	panf yanr	P'an^{35} jan^{21}
疡瘤	疡瘤	yanr liux	jan^{21} liu^{55}

走胎病名词

走人胎	倮胎欸	lox taix eif	lo^{55} $t'ai^{55}$ ei^{35}
走猴胎	尔胎欸	ex taix eif	$e^{55}$$tai^{55}$$ei^{55}$
走牛胎	务台欸	wuf taix eif	wu^{35} $t'ai^{55}$ ei^{35}
走马胎	马胎欸	max taix eif	ma^{55} $t'ai^{55}$ ei^{35}
走羊胎	若胎欸	rof taix eif	zo^{35} $t'ai^{55}$ ei^{35}
走狗胎	哈列胎欸	hax lier taix eif	xa^{55} lie^{21} $t'ai^{55}$ ei^{35}
走猪胎	子胎欸	ziv taix eif	tsi^{53} $t'ai^{55}$ ei^{35}
走猫胎	莫胎欸	mor taix eif	mo^{21} $t'ai^{55}$ ei^{35}
走鬼胎	阿叶胎欸	ax yer taix eif	a^{55} je^{21} $t'ai^{55}$ ei^{35}
走花胎	卡普胎欸	kax pux taix eif	$k'a^{55}$ $p'u^{55}$ $t'ai^{55}$ ei^{35}
走魂胎	补此胎欸	bux cix taix eif	pu^{55} $ts'i^{55}$ $t'ai^{55}$$ei^{35}$
走兔胎	莫拖胎欸	mor tox taix eif	mo^{21} $t'o^{55}$ tai^{55} ei^{35}

癫痫症名词

轻风癫	热书汝踏太癫	tsf sux rux tar taix taix dianx	ze^{35} $su^{55}$$zu^{55}$ $t'a^{21}$ $t'ai^{21}$ $t'ai^{55}$$tian^{55}$
梅山癫	恶挫癫	wor cor dianx	wo^{21} $ts'o^{21}$ $tian^{55}$
神癫	叶癫	rer dianx	je^{21} $tian^{55}$
蒙癫	马癫	max dianx	$ma^{55}$$tian^{55}$

气癫	是思癫	sif six dianx	si^{35} si^{55} $tian^{55}$
猪痫	子癫	ziv dianx	tsi^{53} $çian^{21}$
羊痫	若癫	ruof dienx	zuo^{35} $tian^{55}$
牛痫	务癫	wuf dienx	wu^{35} $tian^{55}$
狗痫	哈列癫	hax lier dianx	xa^{55} lie^{21} $tian^{55}$
马痫	蒙癫	mongr dianx	$muŋ^{21}$ $tian^{55}$

第三章　土家药物名词

《七十二七》名词

七椒七（辣子七）	葩古七	pax gux qir	p'u^{55} ku^{55} tɕ'i^{21}
血三七	灭尔三七	miev sanx qir	mie^{53} san^{55} tɕ'i^{21}
鸡心七（笔包七）	日阿里科倮七	rar lix kox lox qir	za^{21} li^{55} k'o^{55} lo^{55} tɕ'i^{21}
牛角七（猪尾七）	务克尔七	wuf kex qir	wu^{35} k'e^{55} tɕ'i^{21}
乌金七（苦瓜七）	科烂嘎七	kox lanf gax qir	k'o^{55} lan^{35} ka^{55} tɕ'i^{21}
芋儿七	你补被七	nix bux bif qir	ȵi^{55} lan^{35} pi^{35} tɕ'i^{21}
白三七（竹节三七）	阿实三七	ar sir sanx qir	a^{21} si^{21} san^{55} tɕ'i^{21}
白马七	阿实马七	ar sir max qir	a^{21} si^{21} san^{55} tɕ'i^{21}
包袱七（对角七）	包袱七	baox hux qir	pau^{55} xu^{55} tɕ'i^{21}
金边七	科也摆七	kox yex baix qir	k'o^{55} je^{55} pai^{55} tɕ'i^{21}

蜂子七	米马七	miv max qir	mi^{53} ma^{55} tɕ'i^{21}
蓼子七	海脚七	haix jiaox qir	xai^{55} tɕau^{55} tɕ'i^{21}
红毛七	是嘎面姐七	sif gax mianx jiex qir	si^{35} ka^{35} mian^{55} tɕie^{55} tɕ'i^{21}
扣子七	扣子七	kouf zix qir	k'əu^{35} tsi^{55} tɕ'i^{21}
钮子七	借咱池七	jief zax cir qir	tɕie^{35} tsa^{55} ts'i^{21} tɕ'i^{21}
羊角七	若克尔七	rof kex qir	zo^{35} k'e^{55} tɕ'i^{21}
牛尾七（土三七）	务列碰七	wuf lier pongf qir	wu^{35} lie^{21} p'uŋ^{35} tɕ'i^{21}
茄子七	卡切且七	kax qiex qiex qir	k'a^{55} tɕ'ie^{55} tɕ'ie^{55} tɕ'i^{21}
油菜七	菜子司七	caif zix six qir	ts'ai^{35} tsi^{55} si^{55} tɕ'i^{21}
胡豆七	胡豆七	hur douf qir	xu^{21} təu^{35} tɕ'i^{21}
茶叶七	日啊古七	raf gux qir	za^{35} ku^{55} tɕ'i^{21}
扇子七	南且七	lianr qief qir	lan^{21} tɕ'ie^{35} tɕ'i^{21}
海螺七	海螺七	haix lor qir	xai^{55} lo^{21} tɕ'i^{21}
算盘七	算盘七	suanf panr qir	suan^{35} p'an^{21} tɕ'i^{21}
麻布七（口袋七）	泽兰七	cer lanr qir	ts'e^{21} lan^{21} tɕ'i^{21}
蛇尾巴（竹根七）	窝列碰七	wov lier pongf qir	wo^{53} lie^{21} p'uŋ^{35} tɕ'i^{21}
猪肝七（肝陀七）	子安额阿七	ziv anx ngax qir	tsi^{53} an^{55} ŋa^{55} tɕ'i^{21}

黑虎七	利烂嘎七	lif lanf gax qir	li^{35} lan^{35} ka^{55} tɕ'i^{21}
朱砂七	朱砂七	zux sax qir	tsu^{55} sa^{55} tɕ'i^{21}
猴子七	尔七	ex qir	e^{55} tɕ'i^{21}
螃蟹七	螃嘎七	panr gaf qir	p'an^{21} ka^{35} tɕ'i^{21}
马棒七	马棒棒七	max banf banx qir	ma^{55} pan^{35} pan^{55} tɕ'i^{21}
乌金七	科烂嘎七	kox lanf gax qir	k'o^{55} lan^{35} ka^{55} tɕ'i^{21}
毛牛角七	是嘎务克尔七	sif gax wuf kex qir	si^{35} ka^{35} wu^{35} k'e^{55} tɕ'i^{21}
菊叶三七	菊尔他三七	jir ex tax sanx qir	ji^{21} e^{55} ta^{55} san^{55} tɕ'i^{21}
冰水七	凌勾子泽七	nenf goux zix cer qir	ȵen^{35} kəu^{55} tsi^{55} ts'e^{21} tɕ'i^{21}
虎尾七	利列碰七	lif lier pongf qir	li^{35} lie^{21} p'uŋ^{35} tɕ'i^{21}
鸭脚七	洒吉爬七	sav jir par qir	sa^{53} tɕi^{21} p'a^{21} tɕ'i^{21}
萝布七	拉白七	lax bex qir	la^{55} pe^{55} tɕ'i^{21}
黄精七	热科书七	rer kox sux qir	ze^{21} k'o^{55} su^{55} tɕ'i^{21}
深裂竹七	母业七	mux nier qir	mu^{55} ȵie^{21} tɕ'i^{21}
蜈蚣七	蜈蚣七	wur gongx qir	wu^{21} kuŋ^{21} tɕ'i^{21}
马尾七	马列碰七	max lier pongf qir	ma^{55} lie^{21} p'uŋ^{35} tɕ'i^{21}
四叶七	尔他惹欸七	ex tax rex eix qir	e^{55} ta^{55} ze^{55} ei^{55} tɕ'i^{21}
蚕豆七	蚕豆七	canr douf qir	ts'an^{21} təu^{35} tɕ'i^{21}
叶三七	尔他三七	ex tax sanx qir	e^{55} t'a^{55} san^{55} tɕ'i^{21}
指甲七	借可他七	jief kox tax qir	tɕie^{35} k'o^{55} t'a^{55} tɕ'i^{21}

麦刁七	垅孟七	longx mongx qir	luŋ^{55} muŋ^{55} tɕ'i^{21}
猴儿七（占子七）	尔被七	ex bif qir	e^{55} pi^{35} tɕ'i^{21}
叫果七	叫布里七	jiaof buf lix qir	tɕiau^{35} pu^{35} li^{55} tɕ'i^{21}
雷公七	墨他策七	mef tax cer qir	me^{35} t'a^{55} ts'e^{21} tɕ'i^{21}
黑虎三七	利烂嘎三七	lif lanf gax qir	li^{35} lan^{35} ka^{55}tɕ'i^{21}
假竹根七	假母鸡纳七	jiax mux jix lar qir	tɕia^{55} mu^{55} tɕi^{55} la^{21} tɕ'i^{21}
辣椒七	芭古七	pax gux qir	pa^{55} ku^{55}tɕ'i^{21}
细辛三七	四两麻三七	sif lianx mar qir	si^{35} lian^{55} ma^{21} tɕ'i^{21}
荞山七	青麦三七	qinx mer sanx qir	tɕin^{55} me^{21} san^{55} tɕ'i^{21}
桃子七	桃子七	taor zir qir	t'au^{21} tsi^{21} qi^{21}
破石七	阿皮嘎拉七	ar pir gar lax qir	a^{21} p'i^{21} ka^{21} la^{55} tɕ'i^{21}
菜子七	莱子七	caif zix qir	ts'ai^{35} tsi^{55} tɕ'i^{21}
海角七	海角七	haix jiaox qir	xai^{55} tɕiau^{55} tɕ'i^{21}
黄三七	王嘎拉三七	wanr gax lax sonx qir	wan^{21} ka^{55} la^{55} san^{55} tɕ'i^{21}
野睛七	野糯布七	yex lof bux qir	je^{55} lo^{35} pa^{35}tɕ'i^{21}
蜈蚣三七	蜈蚣三七	wur gongx sanxqir	wu^{21} kuŋ^{21} san^{55}tɕ'i^{21}
狗脚三七	哈列吉三七	hax lier jir sanx qir	xa^{55} lie^{21} tɕi^{21} san^{55} tɕ'i^{21}
岩田七	阿八田七	ar bar tianr qir	a^{21}pa^{21} tian^{21}tɕ'i^{21}

大田三七	此巴田三七	cix bax tianr sanx qir	ts'i^{55} pa^{55} tian^{21} san^{55} tɕ'i^{21}
金毛三七	科是嘎三七	kox sif gax sanx qir	k'o^{55} si^{35} ka^{55} san^{55} tɕ'i^{21}
追风七	热书阿姐七	ref sux ax jiex qir	ze^{35} su^{55} a^{55} tɕie^{55} tɕ'i^{21}
胡椒七	胡椒七	hur jiaor qir	xu^{21} tɕiau^{21} tɕ'i^{21}
九头三七	给科巴三七	gex kox bax sanx qir	ke^{55} k'o^{55} pa^{55} san^{55} tɕ'i^{21}
芋头七（血三七）	你补七	nix bux qir	ɳi^{55} pu^{55} tɕ'i^{21}
野萝卜七	抗苦拉白七	kanr kux lax bex qir	k'an^{21} k'u^{55} la^{55} pe^{55} tɕ'i^{21}

《七十二还阳》名词

破帽还阳	帽子皮还阳	maof zix pir huanr yanr	mao^{35} tsi^{55} p'i^{21} xuan^{21} jan^{21}
石笋还阳	阿迷米还阳	ar mif mix huanr yanr	a^{21} mi^{35} mi^{55} xuan^{21} jan^{21}
破胃还阳	色迫皮还阳	ser per pir huanr yanr	se^{21} p'e^{21} p'i^{21} xuan^{21} jan^{21}
石蒜还阳	阿石托还阳	ar sir tax huanr yanr	a^{21} si^{21} t'o^{35} xuan^{21} jan^{21}
岩还阳	阿八还阳	ar ba huanr yanr	a^{21} pa^{21} xuan^{21} jan^{21}

打死还阳	哈社了还阳	har sef liaox huanr yanr	xa^{21} se^{35} liau^{55} xuan^{21} yan^{21}
豆瓣还阳	弃布里阿迷还阳	qif buf lix ax mif huanr yanr	tɕ'i^{35} pu^{35} li^{55} a^{55} mi^{21} xuan^{21} yan^{21}
铺盖还阳	思那还阳	six nax huanr yanr	si^{55} ȵa^{55} xuan^{21} jan^{21}
虎耳还阳	利翁且还阳	lif ongr qief huanr yanr	li^{35} uŋ^{21} tɕ'ie^{35} xuan^{21} jan^{21}
马尾还阳	马列碰还阳	max lier pongf huanr yanr	ma^{55} lie^{21} p'uŋ^{35} xuan^{21} jan^{21}
还阳草	还阳实克查	huanr yanr sir ker car	xuan^{21} jan^{21} si^{21} k'e^{21} ts'a^{21}
棉花还阳	灭华还阳	mier huanr huanr yanr	mie^{21} xua^{21} xuan^{21} jan^{21}
青菜还阳	信棒还阳	xinf pongx huanr yanr	ɕin^{35} p'uŋ^{55} xuan^{21} jan^{21}
岩生还阳	阿实细还阳	ar sir xif huanr yanr	a^{21} si^{21} ɕi^{35} xuan^{21} jan^{21}
虎耳还阳	利翁且还阳	lif ongr qief huanr yanr	li^{35} uŋ^{21} tɕ'ie^{35} xuan^{21} jan^{21}
草模台还阳	实克查打则还阳	sir ker car dax zer huar yanr	si^{21} k'e^{21} tsa^{21} ta^{55} tse^{21} xuan^{21} jan^{21}
绿豆还阳	绿豆还阳	luf douf huanr yanr	lu^{35} təu^{35} xuan^{21} jan^{21}
石米还阳	阿直儿还阳	ar zir er huanr yanr	a^{21} tsi^{21} e^{21} xuan^{21} jan^{21}

竹叶还阳	母尔他还阳	mux ex tax huanr yanr	mu^{55} e^{55} t’a^{55} xuan^{21} jan^{21}
岩耳还阳	阿绊切还阳	ar panf qier huanr yanr	a^{21} p’an^{35} tɕ’ie^{21} xuan^{21} jan^{21}
菊花还阳	菊卡普还阳	jir kar pux huanr yanr	tɕi^{21} k’a^{55} p’u^{55} xuan^{21} jan^{21}
铁丝还阳	写二拉还阳	xiex ef lax huanr yanr	ɕie^{55} e^{35} la^{55} xuan^{21} jan^{21}
金丝还阳	科二拉还阳	kox ef lax huanr yanr	k’o^{55} e^{55} la^{55} xuan^{21} jan^{21}
松毛还阳	枞各是嘎还阳	congr gor sif gaf huanr yanr	ts’uŋ^{21} ko^{21} si^{35} ka^{35} xuan^{21} jan^{21}
九死还阳	给社还阳	gev sef huanr yanr	ke^{55} se^{35} xuan^{21} jan^{21}
刷竹还阳	母刷刷还阳	mux suaf suax huanr yanr	mu^{55} sua^{35} sua^{55} xuan^{21} jan^{21}
伸筋还阳	筋称还阳	jinx cenx huanr yanr	tɕin^{55} ts’en^{55} xuan^{21} jan$_{21}$
铺地还阳	里迷还阳	liv mir huanr yanr	li^{53} mi^{21} xuan^{21} jan^{21}
鸡尾还阳	日阿列碰还阳	rar lier pongf yhuanr yanr	za^{21} lie^{21} p’uŋ^{35} xuan^{21} jan^{21}
韭菜还阳	韭菜还阳	jiux caif huanr yanr	tɕiu^{55} ts’ai^{35} xuan^{21} jan^{21}
瓜米还阳	那土直儿还阳	naf tux zir er huanr yanr	ɳa^{35} t’u^{53} tsi^{21} e^{21} xuan^{21} jan^{21}
鸡脚还阳	日阿吉还阳	rar jir huanr yanr	za^{21} tɕi^{21} xuan^{21} jan^{21}

针丝还阳	安额阿丝还阳	anx ngax six huanr yanr	an^{55} ŋa^{55} si^{55} xuan^{21} jan^{21}
卷柏还阳	柏籽尔他还阳	bef zix ex tax huanr yanr	pe^{35} tsi^{55} e^{55} t'a^{55} xuan^{21} jan^{21}
水还阳草	泽实克查还阳	cer sir ker car huanr yanr	ts'e^{21} si^{21} k'e^{21} ts'a^{21} xuan^{21} jan^{21}
豌豆还阳	碗豆还阳	wanx doux huanr yanr	wan^{55} tou^{55} xuan^{21} jan^{21}
绿茎还阳	信嘎杆还阳	xinf gax ganx huanr yanr	ɕin^{35} ka^{55} kan^{55} xuan^{21} jan^{21}
百步还阳	那黑欸黑欸吉还阳	naf xeif xeif jir huanr yanr	ȵa^{35} xei^{35} xei^{35} tɕi^{21} xuan^{21} jan^{21}
银丝还阳	我丝还阳	ngox six huanr yanr	ŋo^{55} si^{55} xuan^{21} jan^{21}
瓜子还阳	那土不里还阳	naf tux buf lif huanr yanr	ȵa^{35} t'u^{55} pu^{35} li^{35} xuan^{21} jan^{21}
铁板还阳	写卡八还阳	xiex kar bar huanr yanr	ɕie^{55} k'a^{21} pa^{21} xuan^{21} jan^{21}
马尾还阳	马列碰还阳	max lier pongf huanr yanr	ma^{55} lie^{21} p'uŋ^{35} xuan^{21} jan^{21}
马蹄还阳	马吉爬还阳	max jir par huanr yanr	ma^{55} ji^{21} p'a^{21} xuan^{21} jan^{21}
枇杷还阳	枇杷还阳	pir par huanr yanr	pi^{21} p'a^{21} xuan^{21} jan^{21}
鸦雀还阳	捏被还阳	nief bif huanr yanr	ȵie^{35} pi^{35} xuan^{21} jan^{21}

百合还阳	青苦里还阳	qinx kux li huanr yanr	tɕ'in^{55} k'u^{55} li^{55} xuan^{21} jan^{21}
金耳还阳	科翁且还阳	kox ongr qief huanr yanr	k'o^{55} uŋ^{21} tɕ'ie^{35} xuan^{21} jan^{21}
粉骨还阳	鲁嘎屁匹还阳	lux gax pif pix huanr yanr	lu^{55} ka^{55} pi^{35} pi^{55} xuan^{21} jan^{21}
落地还阳	里比列还阳	liv bix lier huanr yanr	li^{53} pi^{55} lie^{21} huan^{21} jan^{21}
清水还阳	泽清还阳	cer qinx huanr yanr	tse^{21} tɕ'in^{55} huan^{21} jan^{21}
见水还阳	泽移还阳	cer yir huanr yanr	ts'e^{21} ji^{21} huan^{21} jan^{21}
太阳还阳	劳尺还阳	laor cir huanr yanr	lau^{21} ts'i^{21} huan^{21} jan^{21}
六月还阳	恶司还阳	wor sir huanr yanr	wo^{21} si^{21} huan^{21} jan^{21}
鸡毛还阳	日阿四嘎还阳	rar sif gaf huanr yanr	za^{21} si^{35} ka^{35} huan^{21} jan^{21}
鸡爪还阳	日阿吉爬还阳	rar jir par huanr yanr	za^{21} tɕi^{21} p'a^{21} huan^{21} jan^{21}
腊梅还阳	腊梅还阳	lar meir huanr yanr	la^{21} mei^{21} huan^{21} jan^{21}
猫耳还阳	莫翁且还阳	mor ongr qief huanr yanr	mo^{21} uŋ^{21} tɕ'ie^{35} huan^{21} jan^{21}
扇子还阳	南且还阳	lanr qief huanr yanr	lan^{21} tɕ'ie^{35} huan^{21} jan^{21}
七步还阳	业吉还阳	nier jir huanr yanr	ȵie^{21} tɕi^{21} huan^{21} jan^{21}

松枝还阳	枞各阿借还阳	congr gor af jief huanr yanr	ts'uŋ^{21} ko^{21} a^{35} tɕie^{35} huan^{21} jan^{21}
松柏还阳	柏籽还阳	bef zix huanr yanr	pe^{35} tsi^{55} huan^{21} jan^{21}
五月还阳	翁司还阳	ongx six huanr yanr	uŋ^{55}si^{55} huan^{21} jan^{21}
卷槽还阳	卷槽还阳	jianx caor huanr yanr	tɕian^{55} ts'au^{21} huan^{21} jan^{21}
包菜还阳	哈车拍还阳	hax cex pex huanr yanr	xa^{55} ts'e^{55} p'e^{55} huan^{21} jan^{21}
岩板还阳	阿八还阳	ar bar huanr yanr	a^{21} pa^{21} huan^{21} jan^{21}
石笋还阳	阿迷米还阳	ar mif mix huanr yanr	a^{21} mi^{35} mi^{55} huan^{21} jan^{21}
豆板还阳	气布阿匹还阳	qif buf ax pif hua-nr yanr	tɕ'i^{35} pu^{55} a^{55} pi^{21} huan^{21} jan^{21}
马耳还阳	马翁且还阳	max ongr qief hua-nr yanr	ma^{55} uŋ^{21} tɕ'ie^{35} huan^{21} jan^{21}
铁板还阳	写卡八还阳	xiev kar bar huanr yanr	ɕie^{53} k'a^{21} pa^{21} huan^{21} jan^{21}
树柏还阳	柏籽卡蒙还阳	bef zix kar mongr huanr yanr	pe^{35} tsi^{55} k'a^{21} mong^{21} huan^{21} jan^{21}
岩生还阳	阿胖切还阳	ar panf qier huanr yanr	a^{21} p'an^{35} tɕ'ie^{21} huan^{21} jan^{21}
石板还阳	阿卡八还阳	ar kar bar huanr yanr	a^{21} k'a^{21} pa^{21} huan^{21} jan^{21}

《三十六蜈蚣》名词

三轮水蜈蚣	泽三轮蜈蚣	cer sanxlunr wur-gongr	ts'e^{21} san^{55} lun^{21} wu^{21} kuŋ^{21}
水蜈蚣	泽蜈蚣	cer wur gongr	ts'e^{21} wu^{21} huŋ^{21}
顶天蜈蚣	墨可巴爹蜈蚣	mef kox bax dev wur gonngr	me^{35} k'o^{55} pa^{55} te^{53} wu^{21} kuŋ^{21}
水中蜈蚣	泽途蜈蚣	cer tuf wur gongr	ts'e^{21} t'u^{35} wu^{21} kuŋ^{21}
水蜈蚣（香菖蒲）	泽蜈蚣	cer wur gongr	ts'e^{21} wu^{21} luŋ^{21}
地蜈蚣	里蜈蚣	liv wur gongr	li^{53} wu^{21} luŋ^{21}
血蜈蚣	灭尔蜈蚣	miev wur gongr	mie^{53} wu^{21} luŋ^{21}
三角水蜈蚣	克梭此泽蜈蚣	kex sox cix cer wur gongr	k'e^{55} so^{55} ts'i^{55} ts'e^{21} wu^{21} luŋ^{21}
懒婆娘蜈蚣	崩弄他罗嘎尼蜈蚣	bongf longx tax lor gar nir wur gongr	puŋ^{35} luŋ^{35} t'ax lo^{21} ka^{21} ȵi^{21} wu^{21} kuŋ^{21}
水八角蜈蚣	克叶尺泽蜈蚣	kex yer cir cer wur gongr	k'e^{55} je^{21} ts'e^{21} ts'e^{21} wu^{21} luŋ^{21}
蜈蚣七	蜈蚣七	wur gongr qif	wu^{21} kuŋ^{21} tɕ'i^{35}
蜈蚣三七	蜈蚣三七	wur gongr sanx qir	wu^{21} kuŋ^{21} san^{55} tɕ'i^{21}
爬地蜈蚣	里写蜈蚣	liv xiev wur gongr	li^{53} ɕie^{53} wu^{21} kuŋ^{21}

蜈蚣草	蜈蚣实克查	wur gongr sir ker car	wu^{21} kuŋ^{21} si^{21} k'e^{21} ts'a^{21}
上树蜈蚣	卡蒙谷蜈蚣	kar mongr gur wur gongr	k'^{21} muŋ^{21} ku^{21} wu^{21} kuŋ^{21}
钻地蜈蚣	里起列蜈蚣	liv qix lier wur gongr	li^{53} tɕ'i^{55} lie^{21} wu^{21} kuŋ^{21}
铺地蜈蚣	里迷蜈蚣	liv mir wur gongr	li^{53}mi^{21} wu^{21} kuŋ^{21}
石蜈蚣	阿蜈蚣	ar wur gongr	a^{21} wu^{21} kuŋ^{21}
金丝蜈蚣	科二拉蜈蚣	kox ef lax wur gongr	k'o^{55} e^{35} la^{55} wu^{21} kuŋ^{21}
岩蜈蚣（岩飞蛾）	阿蜈蚣	ar wur gongr	a^{21}wu^{21} kuŋ^{21}
天蜈蚣（杉树）	墨蜈蚣	mef wur gongr	me^{35} wu^{21} kuŋ^{21}
草蜈蚣	实克查蜈蚣	sir ker car wur gongr	si^{21} k'e^{21} ts'a^{21} wu^{21} kuŋ^{21}
红蜈蚣七	面姐蜈蚣七	mianx jiex wur gongr qif	mian^{55} tɕie^{55} wu^{21} kuŋ^{21} tɕ'i^{35}
阴蜈蚣	巴夺大蜈蚣	bavdor daf wur gongr	pa^{53} to^{21} ta^{35}wu^{21}kuŋ^{21}
白飞天蜈蚣	阿石墨日阿蜈蚣	ar sir mef rax wur gongr	a^{21} si^{21} me^{35} za^{55} wu^{21} kuŋ^{21}
蜈蚣蕨	拖嘎蜈蚣	tox gar wur gongr	t'o^{55} ka^{21}wu^{21}kuŋ^{21}

红飞天蜈蚣	面姐日阿蜈蚣	mianx jiex mef rax wur gongr	mian^{55} tɕie^{55} me^{35} za^{55} wu^{21} kuŋ^{21}
黑蜈蚣七	烂嘎蜈蚣七	lanf gax wur gongr qif	lan^{35} ka^{55} wu^{21} tɕ'i^{35} kuŋ^{21} tɕ'i^{35}
红蜈蚣	面姐蜈蚣	mianx jiex wur gongr	mian^{55} tɕie^{55} wu^{21} kuŋ^{21}
地蜈蚣	里蜈蚣	liv wur gongr	li^{53} wu^{21} kuŋ^{21}
蜈蚣蒿	克思蜈蚣	kex six wur gongr	k'e^{55} si^{55} wu^{21} kuŋ^{21}
白葫芦蜈蚣	那土阿石蜈蚣	naf tux ar sir wur gongr	ȵa^{35} t'u^{55} a^{21} si^{21} wu^{21} kuŋ^{21}
风尾蜈蚣七	碰列碰蜈蚣七	pongf lier pon-grwur gongr qif	p'uŋ^{35} lie^{21} p'uŋ^{35} wu^{21} kuŋ^{21} tɕ'i^{21}
翻天蜈蚣	墨阿汝蜈蚣	mef ax rux wur gongr	me^{35} a^{55} zu^{55} wu^{21} kuŋ^{21}
竹根血蜈蚣	母鸡纳灭尔蜈蚣	mux jix lar miev wur gongr	mu^{55} tɕi^{55} la^{21} mie^{53} wu^{21} kuŋ^{21}
黄精血蜈蚣	热科苏灭尔蜈蚣	rer kox sux miev wur gongr	ze^{21} ko^{55} su^{55} mie^{53} wu^{21} kuŋ^{21}
虫蜈蚣	铁迫蜈蚣	tiex per wur gongr	t'ie^{55} p'e^{21} wu^{21} kuŋ^{21}
驴蛋蜈蚣	驴阿列蜈蚣	lir ax liex wur gongr	lu^{21} a^{55} lie^{55} wu^{21} kuŋ^{21}
白脚蜈蚣	吉阿石蜈蚣	jir ar sir wur gongr	tɕi^{21} a^{21} si^{21} wu^{21} kuŋ^{21}

《七十二风》名词

半边风	拉咱风	lax zax hongx	la^{55} tsa^{55} xuŋ^{55}
岩角风	阿克尔风	ar kex hongx	a^{21} ke^{55} xuŋ^{55}
三角风	克尔梭此风	kex sox cix hongx	k'e^{55} so^{55} ts'i xuŋ^{55}
柴防风	卡防风	kar huanr hongx	ka^{21} xuan^{21} xuŋ^{55}
岩防风	阿防风	ar huanr hongx	a^{21} xuan^{21} xuŋ^{55}
三匹风	梭匹风	sox pir hongx	so^{55} p'i^{21} xuŋ^{55}
三皮风	尔他梭欸风	ex tax sox eif hongx	e^{55} ta^{55} so^{55} ei^{35} xuŋ^{55}
地子风	里提布里风	liv tir buf lif hongx	li^{53} ti^{21} pu^{35} li^{35}xuŋ^{55}
五皮风	尔他翁欸风	ex tax ongx eif hongx	e^{55} ta^{55} uŋ^{55} ei^{35} xuŋ^{55}
三股风	梭底界风	sox dix gaix hongx	so^{55} ti^{55} kai^{55}xuŋ^{55}
钻石风	阿八起列风	ar bar qix lie hongx	a^{21} pa^{21} tɕ ' i^{55} lie^{21} xuŋ^{55}
追地风	里阿姐风	liv ax jiex hongx	li^{53} a^{55} tɕie^{55} xuŋ^{55}
八两风	叶支风	yer zix hongx	je^{21} tsi^{55}xuŋ^{55}
小花八角枫	卡普被八角风	kax pux bif baf gor hongx	k'a^{55} p'u^{55} pi^{35} pa^{35}ko^{21} xuŋ^{55}
八角枫	叶角香	yer gor xianx	je^{21} ko^{21} ɕan^{55}

深裂八角枫	深裂叶角风	senx lier yer gor hongx	sen^{55} lie ^{21} je^{21} ko^{21} xuŋ^{55}
五角枫	克尔翁尺风	kex ongx cir hongx	k'e^{55} uŋ^{55} ts'i^{21} xuŋ^{55}
三角枫	克尔梭尺风	kex sox cix hongx	k'e ^{55} so^{55}ts'i^{21} xuŋ^{55}
过墙风	围墙拉卡风	weir qianr lax kax hongx	wei^{2}1 tɕ'ian^{21} la^{55} k'a^{55} xuŋ^{55}
爬墙风	墙嘎写风	qianr gar xier hongx	tɕ'ian^{21} ka^{21} ɕie^{53} xuŋ^{55}
三爪风	吉米梭龙风	jir mir sox longx hongx	tɕi^{21} mi^{21} so^{55} luŋ^{55} xuŋ^{55}
钻地风	里起列风	liv qix lier hongx	li^{53} tɕ'i^{55} lie^{21} xuŋ^{55}
石防风	阿防风	ar huanr hongx	a^{21} xuan^{21} xuŋ^{55}
竹叶防风	母尔他防风	mux ex ta huar hongx	mu^{55} e^{55} ta^{55} xuan^{21} xuŋ^{55}
川防风	川防风	cuanx huanr hongx	ts'uan^{55} xuan^{21} xuŋ^{55}
杏叶防风	杏尔他防风	henf ex ta huar hongx	xen^{35} e^{55} t ' a^{55} xuan^{21} xuŋ^{55}
大岩风	阿此巴风	ar cix bax hongx	a^{21} ts'i^{55} pa^{55} xuŋ^{55}
岩防风	阿防风	ar huanr hongx	a^{21} xuan^{21} xuŋ^{55}
关防风	关防风	guanx huanr hongx	kuan^{55} xuan^{21} xuŋ^{55}
叶落柱叶下风	尔他杆杆吉比列风	ex tax ganx ganx jir bix lier hongx	e^{55} t'a^{55} kan^{55} kan^{55} tɕi^{21} pi^{55} lie^{21} xuŋ^{55}
落柱叶下风	落柱叶下风	lor zuf yer xiaf hongx	lo^{21} tsu^{35} je^{21} ɕia^{35} xuŋ^{55}

追骨风	鲁嘎打姐风	lux gax dax jiex hongx	lu^{55} ka^{55} ta^{55} tɕie^{53} xuŋ^{55}
岩角风	阿阿抠风	ar ax koux hongx	a^{21} a^{55}k'əu^{55} xuŋ^{55}
搜骨风	鲁嘎你风	lux gax nix hongx	lu^{55} ka^{55} ȵi^{55} xuŋ^{55}
接骨风	鲁嘎阿纳风	lux gax ax lar hongx	lu^{55} ka^{55} a^{55} la^{21} xuŋ^{55}
三角风	克尔梭尺风	kex sox cix hongx	k'e^{55} so^{55} ts'i^{55} xuŋ^{55}
鹰爪风	伴吉迷提风	banf jir mix tix hongx	pan^{35} tɕi^{21} mi^{55} t'i^{55} xuŋ^{55}
透耳风	翁且咯嘎风	ongr qierf dongr gaf hongx	uŋ^{21} tɕ'ie^{35} tuŋ^{21} ka^{35} xuŋ^{55}
追骨风	鲁嘎阿姐风	lux gax ax jie hongx	lu^{55} ka^{55} a^{55} tɕie^{55} xuŋ^{55}
红背兔耳风	面姐莫拖翁且风	mianx jiex mor tox ongr qief hongx	mian^{55} tɕie^{55} mo^{21} t'o^{55} uŋ^{21} tɕ'ie^{35} xuŋ^{55}
三花兔耳风	卡普莫拖翁且风	kax pux mor tox ongr qief hongx	ka^{55} p'u^{55} mo^{21} t'ou^{21} uŋ^{21} tɕ'ie^{35} xuŋ^{55}
杏香兔耳风	杏香摸拖翁且风	hanf xianx mor tox ongr qief hongx	xen^{35} ɕian^{55} mo^{21} t'o^{55} uŋ^{21} tɕ'ie^{35} xuŋ^{55}
光叶兔耳风	尔他必两亏莫拖翁且风	ex tax bir lianx kuix huix mor tox ongr qief hongx	e^{55} t'a^{55} pirlian^{55} k'ui^{55} mo^{21} t'o^{55} uŋ^{21} tɕ'ie^{35} xuŋ^{55}
鹰爪风	伴吉迷提风	beanf jir mix tix hongx	pan^{35} tɕi^{21} mi^{55} t'i^{55} xuŋ^{55}

海风藤	海风二拉	haix hongx ef lax	xai^{55} xuŋ^{55} e^{55} la^{55}
肿节风	糯梯胡风	lof tix hur hongx	lo^{35} t'i^{55} xu^{21} xuŋ^{55}
九节风	给梯科倮风	gex tix kox lox hongx	ke^{55} tli^{55} k'o^{55} lo^{55}xuŋ^{55}
寻骨风	寻骨风	xinr gur hongx	ɕin^{21} ku^{21}xuŋ$_{55}$
毛骨风	四嘎鲁嘎风	sif gaf lux gax hongx	si^{35} ka^{35}lu^{55} ka^{55} xuŋ^{55}
大风藤	此巴风二拉	cix bax hongx ef lax	ts'i^{55} pa^{55} xuŋ^{55}e^{55} la^{55}
称钩风	起钩子风	qix goux zix hongx	tɕi^{55} kəu^{55} tsi^{55} xuŋ^{55}
山飘风	抗苦日阿风	kanr kux rax hongx	k'an^{21} k'u^{55} za^{55} xuŋ^{55}
铁苋风	写汗菜风	xiev hanf caix hongx	ɕie^{53} xan^{35}ts'ai^{55} xuŋ^{55}
青风藤	青风二拉	qinx hongx ef lax	tɕin^{55} xuŋ^{55} e^{35} la^{55}
背风树	热书窝卡蒙	ref sux wox kar mongr	ze^{35} su^{55} wo^{55} k ' a^{21} muŋ^{21}
三角枫	三角枫	sanx gor hongx	an^{55} ko^{21} xuŋ^{55}
钻天风	墨起列风	mef qix lie21 hongx	me^{35} tɕ'i^{55} lie^{21} xuŋ^{55}
七角风	克尔业龙风	kex nier longf hongx	k'e^{55} ȵie^{21} luŋ^{35} xuŋ^{55}
珍珠枫	我布里风	ngox buf lix hongx	ŋo^{55}pu^{35} li^{55} xuŋ^{55}

乌骚风	乌骚窝风	wux saox wor hongx	wu^{55} sau^{55} wo^{53} xuŋ^{55}
河风	湖趴风	hur parhongx	xu^{21} p'a^{21} xuŋ^{55}
爬岩风	阿嘎写风	ar gar xier hongx	a^{21} ka^{21} ɕie^{53} xuŋ^{55}
追骨风	鲁嘎姐风	lux gax jiex hongx	lu^{55} ka^{55} tɕie^{55} xuŋ^{55}

《七十二莲》名词

穿心莲	里科倮里莲	lix kox lox liv lianr	li^{55} k'o^{55} lo^{55} li^{53} lian^{21}
铁线莲	写统蒙莲	xiev tongx mongx lianr	ɕie^{53} tuŋ^{55} muŋ^{21} lian^{21}
竹叶铁线莲	母尔他写统蒙莲	mux ex tax xiev tongx mongr lianr	mu^{55} e^{55} t'a^{55} ɕie^{53} tuŋ^{55} muŋ^{21} lian^{21}
无齿黄花铁线莲	思思太卡普王写统蒙莲	six six taif kax pux wanr xiev tongx mongr lianr	si^{55} si^{55} t'ai^{35} k'a^{55} p'u^{55} wan^{21} ɕie^{53} t'uŋ^{55} muŋ^{21} lian^{21}
毛果铁线莲	是嘎布里写统蒙莲	sif gaf buf lix xiev tongx mongr lianr	si^{35} ka^{35} pu^{35} li^{55} ɕie^{53} t'uŋ^{55} muv^{21} lian^{21}
五叶铁线莲	尔他翁欸写统蒙莲	ex tax ongx eix xiev tongx mongr lianr	e^{55} t'a^{55} uŋ^{55} ei^{55} ɕie^{53} t'uŋ^{55} muŋ^{21} lian^{21}
贵州铁线莲	贵州写统蒙莲	guif zoux xiev tongx mongr lianr	kui^{35} tsəu^{55} ɕie^{53} t'uŋ^{55} muŋ^{21} lian^{21}
鸡爪莲	日阿吉爬莲	rar jir par lianr	za^{21} tɕi^{21} p'a^{21} lian^{21}

岩节莲	阿糯梯莲	ar lof tix lianr	a^{21} lo^{35} ti^{55} lian^{21}
大叶马尾莲	尔他此马列碰莲	ex tax cix max lier pongf lianr	e^{55} t'a^{55} ts'i^{55} ma^{55} lie^{21} p'uŋ^{35} lian^{21}
土山黄莲	抗苦黄莲	kanr kux huanr lianr	k' an^{21} ku^{55} xuan^{21} lian^{21}
马尾莲	马列碰莲	max lier pongf lianr	ma^{55} lie^{21} p'uŋ^{35} lian^{21}
软水黄莲	白白泽黄莲	ber bex cer huanr lianr	pe^{21} pe^{55} ts'e^{21} xuan^{21} lian^{21}
西南银花莲	西南银花莲	xix lanr yenr huanx lianr	ɕi^{55} lan^{21} jen^{21} xua^{55} lian^{21}
银花莲	我卡普莲	ngox kax pux lianr	ho^{55} k'a^{55} p'u^{55} lian^{21}
大叶马尾莲	尔他此马列碰莲	ex tax cix max lier pongf lianr	e^{55} t'a^{55} ts'i^{55} ma^{55} lie^{21} p'uŋ^{35} lian^{21}
土山黄莲	抗苦黄莲	kanr kux huanr lianr	kan^{21} ku^{55} xuan^{21} lian^{21}
倒丝莲	倒丝莲	daof six lianr	tau^{35} si^{55} lian^{21}
活血莲	灭尔活捏莲	miev hof niex lianr	mie^{53} xuo^{35} ȵie^{55} lian^{21}
岩乔莲	阿青麦莲	ar qinx mer lianr	a^{21} tɕ'in^{55} me^{21} lian^{21}
雄黄莲	雄黄莲	xongr huanr lianr	ɕuŋ^{21} xuan^{21} lian^{21}
荞壳莲	青麦壳壳莲	qinx mer kof kox lianr	tɕ'in^{55} me^{21} k'o^{35} k'o^{55} lian^{21}
荞子莲	青麦莲	qinx mer lianr	tɕ'in^{55} me^{21} lian^{21}
朱砂莲	朱砂莲	zux sax lianr	tsu^{55} sa^{55} lian^{21}

观音莲	观音莲	guanx yinx lianr	kuan^{55} jin^{55} lian^{21}
倒生莲	松实细莲	songx sir xif lianr	suŋ^{55} si^{21} ɕi^{35} lian^{21}
蚂蝗莲	撇拉莲	piex lax lianr	p’ie^{55} la^{55} lian^{21}
活血莲	灭尔活捏莲	miev hof niex lianr	mie^{53} xo^{35} ȵie^{55} lian^{21}
四叶莲	尔他惹欸莲	ex tax rex eix lianr	e^{55} t’a^{55} ze^{55} ei^{55} lian^{21}
散血莲	灭尔散捏莲	miev sanf nie lianr	mie^{53} san^{35} ȵie^{55} lian^{21}
接骨莲	鲁嘎阿纳莲	lux gax ax lar lianr	lu^{55} ka^{55} a^{55} la^{21} lian^{21}
朱砂莲	朱砂莲	zax sax liamr	tsu^{55} sa^{55} lian^{21}
碧血莲	灭尔面姐闲闲莲	miev mianx jiex xianr xianr lianr	mie^{53} mian^{55} tɕie^{55} ɕianr ɕianr lian^{21}
观音莲	观音莲	guanx yenx lianr	kuan^{55} jin^{55} lian^{21}
鸭脚莲	洒吉爬莲	sav jir par lianr	sa^{53} tɕi^{21} p’a^{21} lian^{21}
独角莲	克尔拉尺莲	kev lax cir lianr	ke^{55} la^{55} ts’i^{21} lian^{21}
红八角莲	面姐八角莲	mianx jiex par gor lianr	mian^{55} tɕie^{55} pa^{21} ko^{21} lian^{21}
云南八角莲	云南八角莲	yenr lanr par gor lianr	jen^{21} lan^{21} pa^{21} ko^{21} lian^{21}
八角莲	克尔叶池莲	kex yer cir lianr	k’e^{55} je^{21} ts’i^{21} lian^{21}
川八角莲	川克尔叶池莲	uanx kex yer cir lianr	ts’uan^{55} k’e^{55} je^{21} ts’i^{21} lian^{21}
大八角莲	此巴克尔叶池莲	cix bax kex yer cir lianr	tsi^{55} pa^{55} k’e^{55} je^{21} ts’i^{21} lian^{21}

狗牙半枝莲	哈列思思半枝莲	hax lier six sixbanf zix lianr	xax liev si^{55} si^{55} pan^{35} tsi^{55} lian^{21}
石莲	阿八莲	ar bar lianr	a^{21} pa^{21} lian^{21}
巴东木莲	巴东卡莲	bax dongx kar lianr	pa^{55} tuŋ^{55} k'a^{21} lian^{21}
水黄莲	泽黄莲	cer huanrlianr	ts'e^{21} xuan^{21} lian^{21}
胡豆莲	泽可皮莲	cer kox pir lianr	ts'e^{21}k'o^{55} p'i^{21} lian^{21}
黄花倒水莲	卡普王倒水莲	kax pux wanr daof suix lianr	k'a^{55} p'^{55} wan^{21} tau^{35} sui^{55} lian^{21}
鸡血莲	日阿 灭尔莲	rar miev lianr	za^{21} mie^{53} lian^{21}
半枝莲	半枝莲	banf zix lianr	pan^{35} tsix lian^{21}
心叶半边莲	心叶半边莲	xinx yer banf bianx lianr	ɕin^{55} je^{21} pan^{55} pian^{55} lian^{21}
观音座莲	观音座莲	guanx yinx zof lianr	kuan^{55} jin^{55} tso^{35} lian^{21}
白味莲	白味莲	ber weif lianr	pe^{21} wei^{35} lian^{21}
血砂莲	灭尔砂子莲	miev sax zix lianr	mie^{53} sa^{55} tsi^{55} lian^{21}
观音莲	观音莲	guanx yinx lianr	kuan^{55}jin^{55} lian^{21}
水浮莲	泽踏莲	cer tar lianr	ts'e^{21} t'a^{21}lian^{21}
乱角莲	克尔打则大莲	kex dax zer daf lianr	k'e^{55} ta^{55} tse^{21} ta^{35} lian^{21}
银线莲	我统蒙莲	ngov tongx mongr lianr	ho^{53} t'uŋ^{55} muŋ^{21} lian^{21}

独角莲	克尔拉尺莲	kex lax ci lianr	k'e^{55} la^{55} ts'i^{21} lian^{21}
雷公莲	墨他册莲	mef tax cer lianr	me^{35} t'a^{55} ts'e^{21} lian^{21}
灯台莲	铁贴挫克莲	tiex tier cor kex lianr	t'ie^{55} tie^{21} ts'o^{55} k'e^{55} lian^{21}
鸡脚莲	日阿吉爬莲	rar jir par lianr	za^{21} tɕi^{21} p'a^{21} lian^{21}
鸡血莲	日阿灭尔莲	rar miev lianr	za^{21} mie^{53} lian^{21}
三叶散血莲	尔他梭欸散血莲	ex tax sox eix sanf xier lianr	e^{55} ta^{55} so^{55} ei^{55} san^{35} ɕie^{21}lian^{21}
抱石莲	阿八抱莲	ar bar baof lianr	a^{21}pa^{21} pau^{35}lian^{21}
珍珠莲	我布里莲	ngov buf lix lianr	ŋo^{53} pu^{35} li^{55} lian^{21}
大叶珍珠莲	尔他此巴珍珠莲	ex tax cix bax zenx zuxlianr	e^{55} t'a^{55}tsi^{55} pa^{55} tsen^{55} tsu^{55}lian^{21}
七叶莲	尔他业欸莲	ex tax nier eix lianr	e^{55} t'a^{55} ȵie^{21}ei^{55} lian^{21}
红旱莲	面姐旱莲	mianx jiex hanf lianr	mian^{55} tɕie^{55} xan^{35} lian^{21}
水浮莲	泽踏莲	cer tar lianr	ts'e^{21}t'a^{21} lian^{21}
接骨莲	鲁嘎阿纳莲	lux gax ax lar lianr	lu^{55}ka^{55}a^{55}la^{21} lian^{21}

《七十二参》名词

竹节参	母糯梯参	mux lof tix senx	mu^{55} lo^{35} t'i^{55} sen^{55}
黄参	王嘎拉参	wanr gax lax senx	wan^{21} ka^{55}la^{55}sen^{55}

短梗人参	杆杆中此巴参	ganx ganx zongx bax cix senx	kan^{55} kan^{55} tsuŋ^{55} tsi^{55} pa^{55} sen^{55}
竹节人参	母糯梯人参	mux lof ti renr senx	mu^{55} lo^{35} t'i^{55} zen^{21} sen^{55}
峨参	峨参	ngor senx	ŋo^{21} sen^{55}
明党参	明党参	minr danx senx	min^{21} tan^{55} sen^{55}
福参	福参	hur senx	xu^{21} sen^{55}
树参	卡蒙参	kar mongr senx	k'a^{21} muŋ^{21} sen^{55}
土人参	抗苦人参	kanr kux renr senx	k'an^{55} k'u^{55} zen^{21} sen^{55}
小雪人参	树书被人参	suf sux bif renr senx	su^{35} su^{55} pi^{35} zen^{21} sen^{55}
丹参	丹参	danx senx	tan^{55} sen^{55}
土丹参	抗苦丹参	kanr kur danx senx	k'an^{21} ku^{55} tan^{55} sen^{55}
地参	里提参	liv tir senx	li^{53} t'i^{21} sen^{55}
小红丹参	面姐被亏丹参	mianx jiex bif kuix danx senx	mia^{55} tɕie^{55} pi^{35} kui^{55} dan^{55} sen^{55}
走茎丹参	走茎丹参	zoux jinx danx senx	tsəu^{55} tɕin^{55} tan^{55} sen^{55}
赤参	面姐参	mianx jiex senx	mian^{55} tɕie^{55} sen^{55}
毛丹参	是嘎丹参	sif gaf danx senx	si^{35} ka^{35} tan^{55} sen^{55}
花茎状丹参	卡普打则丹参	kax pux dax zen danx senx	k'a^{55} p'u^{55} ta^{55} tse^{21} tan^{55} sen^{55}

黑玄参	烂嘎玄参	lanf gax xianr senx	lan^{35} ka^{55} çian^{21} sen^{55}
凤尾参	碰列碰参	pongf lier pongf senx	p'uŋ^{35} lie^{21} p'uŋ^{35} sen^{55}
黑参	烂嘎参	lanf gax senx	lan^{35} ka^{55} sen^{55}
玄参	玄参	xianr senx	çian^{21} sen^{55}
鸡筋参	日阿筋参	rar jinx senx	za^{21} tçin^{55} sen^{55}
杏叶沙参	杏尔他沙参	henf ex tax sax senx	xen^{35} e^{55} t'a^{55} sa^{55} sen^{55}
川西沙参	川西沙参	cuanx xix sax senx	tsuan^{55} çi^{55} sa^{55} sen^{55}
柳叶沙参	柳尔他沙参	liux ex tax sax senx	liu^{55} e^{55} t'a^{55} sa^{55} sen^{55}
聚叶沙参	尔他托托沙参	ex tax tor tox sax senx	e^{55} t'a^{55} t'o^{21} t'o^{55} sa^{55} sen^{55}
牛奶参	务忙泽参	wuf manr cer senx	wu^{35} man^{21} ts'e^{21} sen^{55}
兰花参	卡普叶兰参	kax pux yef lanr senx	k'a^{55} p'u^{55} je^{35} lan^{21} sen^{55}
土党参	抗苦党参	kanr kux danx senx	k'an^{21} k'u^{55} tan^{55} sen^{55}
四叶参	尔他惹欸参	ex tax rex eix senx	e^{55} t'a^{55} ze^{55} ei^{55} sen^{55}
南沙参	劳此那贵沙参	laor cir nax guir sax senx	la^{21} ts'i^{53} la^{55} kui^{21} sa^{55} sen^{55}
沙参	沙参	sax senx	sa^{55} sen^{55}
奶参	忙泽参	manr cer senx	man^{21} ts'e^{21} sen^{55}

川党参	川党参	cuanx danx senx	ts'uan^{55} tan^{55} sen^{55}
泡参	补参	buv senx	pu^{53} sen^{55}
细萼沙参	细萼沙参	xif ef sax senx	ɕi^{35} e^{35} sa^{55} sen^{55}
湖北沙参	湖北沙参	hur ber sax senx	xu^{21} pe^{21} sa^{55} sen^{55}
无柄沙参	借那太沙参	jief lax taif sax senx	tɕie^{35} la^{55} t'ai^{35} sa^{55} sen^{55}
石沙参	阿八沙参	ar bar sax senx	a^{21} pa^{21} sa^{55} sen^{55}
小人参	倮被亏参	lox bif kuix senx	lo^{55} pi^{35} k'ui^{55} sen^{55}
小双肾参	腰子捏布参	yaox zix niex bux senx	jau^{55} tsi^{55} ɳie^{55} pu^{55} sen^{55}
手参	借参	jief senx	tɕie^{35} sen^{55}
鸡蛋参	日阿列参	rar lier senx	za^{21} lie^{21} sen^{55}
鸡肾参	日阿腰子参	rar yaox zix senx	za^{21} jau^{55} tsi^{55} sen^{55}
小龙盘参	被亏龙盘参	bif kuix longr panr senx	pi^{35} k'ui^{55} luŋ^{21} p'an^{21} sen^{55}
盘龙参	盘龙参	panr longr senx	p'an^{21} luŋ^{21} sen^{55}
猪辽参	子辽参	ziv liaor senx	tsi^{53} liau^{21} sen^{55}
兰竹参	母业参	mux nier senx	mu^{55} ɳie^{21} sen^{55}
避蛇参	窝也剥参	wov yex bor senx	wo^{53} je^{55} po^{21} sen^{55}
蛇参	窝参	wov senx	wo^{53} sen^{55}
拳参	借体克参	jief tix kex senx	tɕie^{35} t'i^{55} ke^{55} sen^{55}
荞叶蛇参	青麦尔他窝参	qinx mer ex tax wov senx	tɕin^{55} me^{21} e^{55} t'a^{55} wo^{53} sen^{55}

猪头人参	子科巴人参	ziv kox bax renr senx	tsi^{53} k ' o^{55} pa^{55} zen^{21} sen^{55}
藤萝参	二拉罗倮参	ef lax lor lox senx	e^{35} la^{55} lo^{21}lo^{55} sen^{55}
岩竹参	阿母业参	ar mux nier senx	a^{21}mu^{55}ȵie^{21}sen^{55}
土洋参	抗苦洋参	kanf kux yanx senx	k'an^{21} k'u^{55} jan^{21} sen^{55}
毛狗参	哈列是嘎参	hax lier sif gaf senx	xa^{55} lie^{21}si^{35} ka^{35} sen^{55}
双参	捏支参	niex zix senx	ȵie^{55}tsi^{55}sen^{55}
韭菜参	韭菜参	jiux caif senx	tɕiu^{55} tsai^{35} sen^{55}
黄精参	热科书参	rer kox sux senx	ze^{21} k'o^{55} su^{55}sen^{55}
尾参	母机纳参	mux jix lar senx	mu^{55}tɕi^{55} la^{21} sen^{55}
回阳参	回阳参	huir yanr senx	xui^{21} jan^{21} sen^{55}
七叶参	尔他业欸参	ex tax nier eix senx	e^{55} t'a^{55} ȵie^{21} ei^{55} sen^{55}
鸭儿参	洒被参	sav bif senx	sa^{53}pi^{35} sen^{55}

《三十六血》名词

红根散血	灭尔散面姐机纳	miev sanf mianx jiex jix lar	mie^{53} san^{35} mian^{55} tɕie^{55} tɕi^{55} la^{21}
散血子	灭尔散布利	miev sanf buf lif	mie^{53} san^{35} pu^{35}li^{35}
一点血	灭尔那别	miev naf bief	mie^{53}ȵa^{35} pie^{35}

一口血	灭尔那这	miev naf zef	mie^{53} ɳa^{35} tse^{35}
血蜈蚣	灭尔蜈蚣	miev wur gongr	mie^{53} wu^{21} kuŋ^{21}
石血	灭尔阿八	miev ar bar	mie^{53} a^{21} pa^{21}
见血生	灭尔移活	miev yir hof	mie^{53} ji^{21} xo^{35}
散血丹	灭尔散捏丹	miev sanf niex danx	mie^{53} san^{35} ɳie^{55} tan^{55}
三口血	灭尔梭这	miev sox zex	mie^{53} so^{55} tse^{55}
草血竭	血竭实克查	xier jier sir ker car	ɕie^{21} tɕie^{21} si^{21} k'e^{21} ts'a^{21}
血丝大黄	灭尔丝丝大黄	miev six six daf huanr	mie^{53} si^{55} si^{55} ta^{35} xuan^{21}
血丝金盘	灭尔丝丝科盘	miev six six kox panr	mie^{53} si^{55} si^{55} k'o^{55} p'an^{21}
一口血	灭尔那这	miev naf tsef	mie^{53} ɳa^{35} tse^{35}
人血七	倮灭尔七	lox miev qir	lo^{55} mie^{53} tɕ'i^{21}
一滴血	灭尔那布	miev naf buf	mie^{53} ɳa^{35} pu^{35}
人血草	倮灭尔实克查	lox miev sir· ker car	lo^{55} mie^{53} si^{21} k'e^{21} ts'a^{21}
破血子	灭尔皮布利	miev pir buf lif	mie^{53} p'i^{21} pu^{35} li^{35}
见血飞	灭尔移日阿	miev yir rax	mie^{53} ji^{21} za^{55}
散血草	灭尔散实克查	miev sanf sir ker car	mie^{53} san^{35} si^{21} k'e^{21} ts'a^{21}

止血草	灭尔止实克查	miev zix sir ker car	mie^{53} tsi^{55} si^{21} k'e^{21} ts'a^{21}
单叶血盆草	尔他拉欸血盆草	ex tax lax eix xier penr caox	e^{55} t'a^{55} la^{55} ei^{55} ɕier p'en^{21} ts'au^{55}
血筋草	灭尔筋实克查	miev jinx sir ker car	mie^{53} tɕin^{55} si^{21} k'e^{21} ts'a^{21}
血当归	灭尔当归	miev dabx guix	mie^{53} tan^{55} kui^{55}
血蜈蚣	灭尔蜈蚣	miev wur gongx	mie^{53} wu^{21} kuŋ^{21}
血灌肠	灭尔被拉灌	miev bif lax guanf	mie^{53} pi^{35} la^{55} kuan^{35}
小血灌肠	被亏灭尔被拉灌	bif kuix miev bif lax guanf	pi^{35} k'ui^{55} mie^{53} pi^{35} la^{55} kuan^{35}
飞龙掌血	铺借拉皮灭尔	puf jief lax pir mi-erv	p'u^{35} tɕie^{35} la^{55} p'i^{21} mie^{53}
大血灌肠	此巴灭尔被拉灌	cix bax miev bif lax guanf	ts'i^{55} pa^{55} mie^{53} pi^{35} la^{55} kuan^{35}

第四章　土家医药常用名词简释

一、常用技法名词简释

针挑疗法

安额阿挑捏西拉 · anxngax tiaox niexxix lav

an^{55} ŋa^{55} t'iau^{55} ɳie^{55} ɕi^{55} la^{53}

土家医针挑疗法又称挑刺疗法。方法为用特制针或大号针（缝衣针），在疼痛反应点，挑破浅层皮肤异常点或挑出皮下纤维物，以达到治疗疾病的一种土家医传统疗法。传统医学称为挑治疗法，又称挑针疗法、截根疗法，也称针挑疗法。

本疗法适应小儿走胎、肩周炎、麦粒肿、血管神经性头痛、痔疮及腰痛等疾病，以及内科、儿科、妇科、皮肤科、五官科、外科等各种常见病、多发病和疑难杂病等。

麝针疗法

香子安额阿挑捏西拉 · xianxzix anxngax tiaox niexxix lav

ɕian^{55} tsi^{55} an^{55} ŋa^{55} t'iau^{55} ɳie^{55} ɕi^{55} la^{53}

土家医麝针疗法是用动物香獐（香子）的门牙，磨制成锐利针尖形状的治疗器具，土家医称为麝针。用麝针刺入患处，以治疗疾病的方法，称为麝针疗法。

本疗法适应疱、疮、疖、蛇伤、蜇伤。急症、暴症、痧症等病症。

扑灰碗疗法

切被不次砍诊业拉 · qierbif burcif kanx zenx nier lav

tɕ'ie^{21} pi^{35} pu^{21} ts'i^{35} k'an^{55} tsen^{55} ɳie^{21} la^{53}

土家医扑灰碗疗法，是用热草木灰作为介质，装入中号碗内，用湿家机布（民间称土布）或湿毛巾包裹，在患处或身体某部位旋转移动热熨，使气血筋脉通畅，达到治疗寒性疾病的目的的一种土家医传统外治疗法。

本疗法适应由寒邪引起的肚子痛、肚子胀、五更泄、妇女少腹冷痛、寒性关节疼痛、腰腿痛等寒性疾病。

蛋滚疗法

日阿列梯克尔诊业拉 · rarler tixkex zenx nier lav

za^{21} le^{21} t'i^{55} k'e^{55} tsen^{55} ɳie^{21} la^{53}

土家医蛋滚疗法，是用煮熟的蛋（鸡蛋、鸭蛋、鹅蛋等家禽的蛋）趁热置于患处，旋转滚动，利用蛋的热力祛寒祛毒气的一种土家医传统外治方法。

本疗法适应寒性肚子痛、小儿停食、走胎、伤风着凉，风寒咯症，寒性关节痛症。

烧灯火疗法

特也特米务诊业拉 · tiexter mivwuf zenx nier lav

t'ie^{55} t'ie^{21} mi^{53} wu^{35} tsen^{55} ɳie^{21} la^{53}

土家医烧灯火疗法，是用干灯芯草蘸香油燃着灸灼病处或穴位治疗疾病的一种传统外治方法。土家医烧灯火疗法又分直接和间接烧灯火疗法。

本疗法适应小儿走胎、惊风症、猴儿疱（腮腺炎）、扑地惊、荨麻疹、蛇斑疮、小儿脐风、黄肿包、肚子痛、屙肚子、受凉、头痛、胸痛、腰痛、痹证、湿疹、月经不调、带下病等。

推油火疗法

色士米骂诊业拉 · sersif miv maf zenx nier lav

se^{21} si^{35} mi^{53} ma^{35} tsen^{55} ɳie^{21} la^{53}

油火疗法，土家医推油火疗法。土家药桐油加热后沸腾形成的泡沫称为油火泡沫，土家药匠用油火泡沫作为介质，进行推抹治疗疾病的一种传统外治疗法称为推油火疗法。

本疗法适应冷骨风、湿气病、小儿走胎、停食、隔食等。

烧艾疗法

克尔思务诊业拉 · kexsix wuf zenx nier lav

k'e^{55} si^{55} wu^{35} tsen^{55} ɳie^{21} la^{53}

由风寒湿气引起的关节炎症是土家族民间常见病、多发病。

该病特点是久治不愈、关节慢性疼痛、严重者影响患者关节活动。土家医对关节疼痛的治疗一般采用内服药物治疗或局部烧艾治疗，在临床上均取得显著疗效。在土家族民间烧艾疗法是较为普遍的一种民间传统外治法，有其悠久的历史和显著的特色。

土家医烧艾疗法，是将干燥艾叶及配伍药物共同制成艾绒，放入体表，直接烧灸，以治疗疾病。是一种传统外治疗法。

本疗法适应于风湿痹症，也用于肚子痛、腰痛、脑壳痛、关节痛、风气肿痛、屙肚子、昏倒等疾病的治疗。

放痧疗法

痧刮捏西拉 · sax guaf niexxix lav

sa⁵⁵ kua³⁵ ȵie⁵⁵ ɕi⁵⁵ la⁵³

土家医放痧疗法，民间又称刮痧，是土家族民间广为流传的一种传统外治方法。放痧疗法，是用边缘光滑的牛角刮痧板，以及古代铜钱，光洋（民国钱币）、硬币、汤匙、嫩竹板、木梳背脊为刮具，醮刮痧介质（桐油、姜汁、酒水、清凉油、清水）在体表筋脉循行部位进行自上而下，由内向外用力均匀地反复刮动，刮至局部出现紫红色痧斑为宜的一种治疗方法。

土家医认为，临床上急诊患者多为痧症，有“七十二痧症”之说。如红痧、火痧、热痧、冷痧、乌痧、绞肠痧、急痧、慢痧、羊毛痧、克麻痧、马痧、牛痧、虫痧、猴儿痧……在治疗上主要用放痧疗法。放痧疗法治疗各种痧症，临床上取得较好疗效。

本疗法适应各种痧症。一般用于伤寒着凉，中暑、惊风、晕倒，风热头痛，发热腹痛，腹泻，呕吐，鼻出血（痧鼻子），慢性疾病的腹胀痛，颈肩痛，风湿痹痛等。

雷火神针疗法

嘿他泽安额阿诊业拉 · meftaxcer anxngax zenx nier lav

me35 t'a55 ts'e21 an55 ŋa55 tsen55 ɳie21 la53

土家医雷火神针疗法，是在中医“雷火神针”、“太乙神针”的基础上改进创新的一种新的外治技法。其特点是集针刺、热疗、药物超导三位一体，具有较好临床疗效的土家医外治方法。雷火神针具有通经活络，散瘀止痛、祛湿通节、消肿散结等功效。

本疗法适应风湿痹痛（寒痹症、痛痹症）、冻结肩、头风痛、中风偏瘫、阴疽、蛇串疮后遗症、筋骨疼痛、冷骨风症、麻木症、半边风症、腰僵症、牛皮癣等病症。

扯罐疗法

米梯苦哈诊业拉 · miv tixkux har zenx nier lav

mi53 t'i55 k'u55 xa21 tsen55 ɳie21 la53

土家医扯罐疗法，又分扯火罐、扯热水罐、扯针罐、扯药罐等几种方法。民间又称打罐、拔罐，是土家族民间最常用的一种简便易行的传统外治技法。扯罐疗法，是以竹罐，陶罐为工具，现代又用玻璃罐或有机玻璃罐替代。其原理是利用燃烧的热力排出罐中空气而产生负压，使火罐吸附于体表产生温热刺激，被扯火罐部位的皮肤充血，造成瘀血现象的一种疗法。土家医认为，扯火罐疗法具有温通筋脉、赶气散寒、赶风、消肿、止痛，行气活血、退热、散结、除湿、拔毒等作用。

本疗法适应风湿痹痛、挺伤、瘀肿、腰痛、骨节疼痛、寒咯、寒性肚子痛、头痛、虫蛇咬伤、月经病、哮喘等。

提风疗法

波立日尔书底底诊业拉 · boxlir refsux dixdiv zenx nier lav

po^{55} li^{21} ze^{35} su^{55} ti^{55} ti^{55}tsen^{55} ȵie^{21}la^{53}

土家医提风疗法，是土家医药匠（色左，ser zox）将土家药敷贴于肚脐上，通过药物熨脐，以温“中元”之脏器，和畅筋脉，使精、气、血输布于机体、调整或改善“三元”脏器功能，祛除“中元”的风气之邪，以达到治疗“中元”疾病的一种土家医传统外治法。提风疗法主要用于小儿疾病的治疗。

本疗法适应小儿发热、小儿走胎、停食、小儿惊风、肚子胀、肚子痛、腹泻。

泡脚疗法

及爬泽补诊业拉 · jirpar cerbux zenx nier lav

tɕi^{21} p'a^{21} ts'e^{21}pu^{55} tsen^{55} ȵie^{21} la^{53}

土家医泡脚疗法，是用土家族药物加水煮沸后，兑温水浸泡脚掌（土家医称脚板 < 及拉皮 > jirlarpir）的一种土家医传统外治方法。在土家族民间广为流传的谚语：“每天泡个脚、胜似吃补药。”就是对泡脚疗法的评价。泡脚疗法是通过药物，温水热疗加脚掌按摩三法一体的共同作用，促进人体气、血、精的循流以滋养三元脏器，增进体内新陈代谢，提高人体的免疫能力。泡脚疗法能调整血压，消除疲劳，改善睡眠，强身健体。泡脚还起到局部活血化瘀、止痛、消炎，除臭止痒的作用。土家医认为：泡脚疗法具有防病治病，保健养身，延年益寿的功效。

本疗法适应于风寒着凉、内伤发热、风湿骨节痛、腰腿痛、高血压、皮肤病、冰口（足部皲裂）、蚂蚁不过节（肢体麻木）、失眠症、慢性脚掌扭伤、拉伤后遗症、寒脚等病症。

酒火疗法

日尔米诊业拉 · ref miv zenx nier lav

ze^{35} mi^{53} tsen^{55} ȵie^{21} la^{53}

酒火疗法，也称火攻疗法。是土家族药匠用药酒燃烧之火苗在患者病处捶击治疗疾病的一种传统治疗方法。这种方法土家族民间还称之为打酒火疗法。

本疗法适应慢性腰痛、腿痛、风寒湿痹、肩周炎等慢性疾病。

翻背掐筋疗法

坡尔体克尔阿汝筋克欸尺诊业拉 ·

peftixkex axrux jinx keixcir zenx nier lav

p'e^{35} t'i^{55} a^{55} zu^{55} tɕin^{55} k'ei^{55} ts'i^{21} tsen^{55} ɕie^{21} la^{53}

土家医翻背掐筋疗法，是土家医用于治疗小儿走胎、停食及腰背部疼痛、风湿痹证等疾病的传统外治法之一。其方法为医生用双手翻转背部皮肤及掐肋间筋经而达到治疗疾病的方法。

本疗法适应小儿肚子痛、走胎（相当于中医的疳证）、停食（隔食）、腰背部疼痛、肩颈痛、风湿痹症。

瓦针疗法

瓦安额阿诊业拉 · wax anxngax zenx nier lav

wa[55] an[55] ŋa[55] tsen[55] ȵie[21] la[53]

土家医瓦针疗法，也称瓷瓦针疗法。其方法为：将瓷碗打破，选择具有尖锐破瓷片为针，用瓷针扎刺患处，局部出血或放瘀血，从而达到治疗疾病的一种土家族民间古老传统外治方法。

本疗法适应跌打损伤引起的肿胀瘀血、毒蛇咬伤、蜈蚣咬伤、疱、疖肿等。

接骨疗法

鲁嘎阿纳诊业拉 · luxgax axlar zenx nier lav

lu[55] ka[55] a[55] la[21] tsen[55] ȵie[21] la[53]

土家医接骨疗法，是土家族色左（serzox 药匠医生）用土家医封刀接骨技法及药物治疗鲁嘎壳（luxgax kor 骨折）的一种传统方法。土家医接骨疗法，包括理筋技术、复位技术、正骨技术、小夹板固定技术及练功康复技术等五项技术。

本疗法适应各种伤因所致的鲁嘎壳（骨折）。

斗榫疗法

声头途诊业拉 · senxtur tur zenx nier lav

sen[55] t'u[21] t'u[21] tsen[55] ȵie[21] la[53]

土家医斗榫疗法，是土家医用手法整复脱榫的一种传统外治法。土家医所说脱榫，相当于中医的“关节脱臼”。土家医将人体关节称为“榫”，关节脱臼复位称为“斗榫”。土家医“斗榫疗法”是民间土家医常用的关节脱臼的手法复位方法。

本疗法适应：

（一）新鲜上下肢大小关节脱榫。

（二）新鲜腰杆（脊椎）各关节脱榫。

（三）其它关节脱榫，如肩锁关节脱榫，胸锁关节脱榫，骶髂关节脱榫等。

（四）各关节半脱榫。如小儿桡骨头半脱榫，骶髂关节半脱榫等。

（五）开放性关节脱榫。在清创术时，用手法斗榫。

（六）陈旧性四肢大关节脱榫。脱榫在 20 天以上，称为陈旧性关节脱榫。

放血疗法

摸也坡诊业拉 · mievpov zenx nier lav

mie^{53} p'o^{53} tsen^{55} ȵie^{21} la^{53}

土家医放血疗法，是土家族药匠用“瓦针”或三棱针刺破人体的特定的穴位处或体表小静脉，放出少许血液，以治疗疾病的一种土家医传统外治方法。

本疗法适应：

（一）痛证：漏肩风，腰腿痛，风湿痹症，头风症，痛经，落枕，钻骨风，骨节风。

（二）皮肤病：牛皮癣，蛇斑疮。

（三）急证：急惊风，红痧症，蛇伤，狂犬伤，虫伤，中暑，霍乱症。

（四）杂证：小儿走胎，偏瘫，鬼摸脸（面瘫），咽喉炎，火牙，蛾子症，鹅口疮。

二、常用病名名词简释

沙夺辽症 · savdorliaor zenf（着凉症）

sa⁵³ to²¹ liau²¹ tsen⁵⁵

沙车辽病是受凉引起的时杀（畏寒），科巴所提地（头身痛）、卵格欸（发热）、翁切/拉（流鼻涕）、车洛梯地（喉咙痛）等主要临床表现。土家医的“沙车辽病”又称“伤风”、“受凉”，相当于中医的感冒，相当于西医的上呼吸道感染、流行性感冒等疾病。由于气候异常变化，风寒之邪侵犯机体外元部位，伤及皮窍，而出现鼻塞、流清涕、怕冷恶寒；伤及气机，毛孔闭塞而发热、全身肌肉酸痛；邪在皮内而见脉浮。

聋色屁捏心汗 · longxser pif niex xinxhanx（咯病）

luŋ⁵⁵ se²¹ p'i³⁵ ɳie⁵⁵ ɕin⁵⁵ xan⁵⁵

聋色屁捏心汗（咯病），由风寒、湿邪袭肺，引起咳嗽、咯痰为主要表现的疾病，称咯病。本病相当于现代医学中的急慢性支气管炎，中医的“咳嗽”病。

巴黑尔 · baxhex（齁病）

pa⁵⁵ xe⁵⁵

巴黑尔（齁病），是因风寒邪气侵犯上元肺脏，气道阻塞不畅所致气喘，痰鸣气促，声高息粗，甚者张口抬肩，不能平卧，伴咳嗽咯痰等临床表现。本病相当于中医的“哮病”，西医的“支气管哮喘病”，“喘息性支气管炎”等。

利科冲及地·lifkoxcongxjir dif（心窝痛）
li^{35} k'o^{55} ts'uŋ^{55} tɕi^{21} ti^{35}

利科冲及地（心窝痛）或“色拍地”（胃痛），麦过思地症（肚子痛症）系由寒、热邪或伤食、肚气郁滞，气血不畅所致。临床以中元心窝处经常疼痛为主症，土家医称“利科冲及地”（心窝痛），俗称“心里痛”、“肚子痛”、“胸门口痛”，相当于中医的胃脘痛。本病多见于西医的胃、十二指肠炎症、溃疡等疾病。

摸也剥·mievbor（屙血）
mie^{53} po^{21}

摸也剥（屙血），系中元肚肠络脉受损，出现血随便而下，或大便呈黑油样为主要表现的病症。本病相当于中医的便血，西医的消化道出血。

恶特阿答·ortafdar（拉稀）
wo^{21} t'a^{35} ta^{21}

拉稀，土家医又称屙稀，屙肚子。系因感受外邪或饮食不洁之物，而伤中元肚肠所致，大便次数增加，如水样或稀溏为主要表现。本病相当于中医的“泄泻”，西医的急性肠炎。

王嘎拉症 · wanrgaxlax zenf（黄疸症）

wan^{21} $ka^{55}la^{55}$ $tsen^{35}$

王嘎拉症（黄疸症），系感受湿热之邪，熏蒸肝胆，阻滞脏器的“安嘎阿”（肝）、“枯牛”（胆）而致运化功能、疏泄功能失常，“安嘎”及“枯牛”的黄水外溢所致。以“洛布”（眼睛）黄，“梭梯”（身体）黄，“哀车”（尿）黄为主要临床表现。本病相当于中医的“黄疸”。

消且他症 · xiaoxqiextax zenf（中满症）

$çiau^{55}$ $tç'ie^{55}$ $t'a^{55}$ $tsen^{35}$

消且他症（中满症），又称水臌症，奓肿症，筲箕臌。系由中元“安嘎阿”（肝）“麦”（肚）受寒湿或湿热之邪所伤，三元水道疏运失常，气血滞阻，致水气内阻，出现肚腹肿胀为主要临床表现的病症。本病相当于中医的“水臌”，“臌胀”病；西医的“肝硬化腹水”。土家医对该病名的称谓，筲箕臌形似“筲箕”背面呈鼓形样的肚皮肿胀，“中满”指中元的肚腹胀满之症。

色嘎结 · sergarjier（大关门）

se^{21} ka^{21} $tçie^{21}$

色嘎结（大关门），由气阴不足，或燥热结内，便结于必拉（肠子），以粪便干结，难排出体外为主要临床表现的病症。

本病相当于中医的“便秘”，西医的“习惯性便秘”。本病因大便秘结不通，似“大门”关闭不开而得名。

劳杰疗症 · laorjierliaor zenf（跳山症）

lau^{21} tɕie^{21} liau^{21} tsen^{35}

劳杰疗症（跳山症），夏暑之季，在炎热或高温环境下劳动或活动，因暑热之邪入侵，致邪热内郁上元，热不外泄，引起心胸烦闷、汗出口干、头晕眼花、乏力为主要临床表现的急性病症。相当于中医的中暑病。

沙布邪 · saxbufxier（打摆子）

sa^{55} pu^{35} ɕie^{21}

沙布邪（打摆子），是由疟邪所致的疾病。以寒战高热，汗出热退，时热时冷为主要临床病症。本病相当于中医的疟疾病。土家医又称“三分症”。

蟫虫波翁弄地症 · caorcongr bongflongx dif zenf（蟫虫症）

ts'au^{21} ts'uŋ^{21} puŋ^{35} luŋ^{35} ti^{35} tsen^{35}

蟫虫症，是蟫虫（蛔虫）寄生于肠子，以阵发性麦梯（肚脐）腹疼痛，反复发作为主要临床表现的肠子寄生虫病。蟫虫症相当于蛔虫病。

科巴地症 · koxbaxdif zenf（头风症）

k'o^{55} pa^{55} ti^{35} tsen^{35}

科巴地症（头风症），又称偏头风。由风寒邪气侵入人体上元“科巴”（头）引起筋脉不通，以科巴地（头痛）为主要表现的病症。本病相当于中医的“头风”，西医的血管神经性头痛及高血压、脑动脉硬化等。

汝洒 · ruxsax（眩晕）
zu^{55} sa^{55}

汝洒（眩晕 · ruxsax），土家医俗称头晕症（科巴耶逻汝沙症 · koxbax yerlor ruxsax zenf），又称黑眼晕。汝洒症由风痰阻滞上元科巴经络，导致科巴内空垅（脑壳内脑髓）不足。以头晕眼花，视物旋转，伴恶心呕吐为主要表现。本病相当于西医的美尼尔氏综合症。多见于内耳性眩晕、颈椎病、椎基底动脉系统血管病及高血压病、脑动脉动硬化、贫血等。

土家医认为科巴为上元与外界交汇之门路，风邪入侵后易导致科巴经络功能紊乱，或体内有痰症，在科巴与风邪相交，形成风痰之邪，阻滞脑络，而出现眩晕、耳鸣之象。

半边社土 · banfbianx seftux（半边风）
pan^{35} pian^{55} se^{35} t'u^{55}

半边社土（半边风）是由于气血逆乱，导致科巴（脑）脉不通或血溢于科巴。以突然昏倒、半身不遂、麻木、舌强语謇为主要临床表现。本病相当于中医的“中风”，属于西医的脑血管意外病范围。

炸起纠症 · zafqix jiux zenf （歪嘴症）

tsa^{35} $tç'i^{55}$ $tçiu^{55}$ $tsen^{35}$

炸起纠症（歪嘴症），土家医又称阿叶固他补不症（axyer guftax buxbur zenf · 鬼摸脸），歪嘴风。由风寒邪气侵入固他（guftax · 脸庞）阻滞筋脉，出现嘴角歪向另侧，一侧固他突感松弛、麻木为主要临床表现的病症。本病相当于中医的面瘫，西医的面神经瘫痪。

尔车所直症 · excex soxzir zenf （尿急症）

e^{55} $ts'e^{55}so^{55}$ tsi^{21} $tsen^{35}$

尔车所直症（尿急症），是由湿热之邪聚注下元“额车拍”（膀胱，也称尿脬），引起尿脬气化不利，以“哀车”（尿）频急、尿痛为主要表现。本病相当于中医的“热淋”，西医的急慢性泌尿系感染。

尔车所直 · excex soxzir （滴尿症）

e^{55} $ts'e^{55}$ so^{55} tsi^{21}

尔车所直（滴尿症），是额车拍（膀胱，土家医也称尿脬）气化不利，不能顺利将脬内尿水排出体外，排尿时点滴而出，故称滴尿症。土家医认为，滴尿症是尿路不通，犹如人户小门不开，故又称本病为“小关门病”。滴尿症相当于中医的“癃闭”病，西医的“尿潴留症”病。

尔车阿八剥症 · excex arbar bor zenf（尿石症）

e^{55} ts'e^{55} a^{21} pa^{21} po^{21} tsen^{35}

尔车阿八剥（尿石症），是由湿热之邪客于下元水道，煎熬“哀车”（尿）成石，阻滞水道而引起的腰肚绞痛，尿道刺痛，排尿中断或伴血尿为主要临床表现。本病相当于中医的石淋，西医的泌尿系结石。

借及糯梯地 · jief jir loftix dif（风湿病）

tɕie^{35} tɕi^{21}lo^{35} t'i^{55} ti^{35}

借及糯梯地（风湿痛），是由风寒湿热邪气侵入人体，滞留筋脉奴嘎（骨头），气血运行不畅，以全身榫头（关节）呈游走性红、肿、疼痛为主要表现。本病相当于中医的风湿痹证，西医的风湿性关节炎。

写窝里科倮起例症 ·
xiev ov lixkoxlox qivlier zenf（铁蛇钻心症）

ɕie^{53} wo^{53} li^{55} k'o^{55} tɕ'i^{55} lie^{21} tsen^{35}

写窝里科倮起例症（铁蛇钻心症），是由寄生于肠道内的蛔虫（蛔虫）钻入“枯车”（胆）道，以钻心样腹痛，呕吐苦水，腹硬如铁等主要临床表现。本病相当于中医的“蛔厥”，西医的胆道蛔虫病。

浮迫浮拉·hurpefhurlax（奤肿）

xu^{21} $p'e^{35}$ xu^{21} la^{55}

浮迫浮拉病，是由在三元脏器中上元肺脏、中元肚子、下元腰子感受外邪，三元司水脏器对水津宣化输布功能失调，气化不畅，体内水津之道受阻滞留肚肠，引起全身奤肿的病证。本病相当于中医的“水肿病”。常见于西医的各种疾病引起的心源性水肿、肾源性水肿、肝源性水肿、营养不良性水肿、内分泌性水肿以及特发性水肿。

日白波尔得·rir berbexder（阳痿）

zi^{21} pe^{21} pe^{55} te^{21}

日白波尔得（阳痿），是指“日”（阴茎）不能勃起，或举事不坚，影响正常性生活的男性性功能减退症。日白波尔得，土家医又称阳虚症。本症相当于西医的男性性功能障碍（ED）。

目直日泽注·murzir rircer zuf（跑马）

mu^{21} tsi^{21} zi^{21} $ts'e^{21}$ tsu^{35}

目直日泽注（跑马），由于腰子虚弱不固，或邪乱精室，引起男性不因性生活而精液排泄，一周超过1次以上者。本病相当于中医的“遗精病”。

卡普卜哈苏太 · kaxpux pur hafsux taif（月事不对）

$k'a^{55}$ $p'u^{55}p'u^{21}$ xa^{35} su^{55} $t'ai^{35}$

卡普卜哈苏太（月事不对），土家医又称为“月经不对”。或“月事乱来”。是指妇女月事周期提前或推后 5 ~ 7 天的月事不规则来潮者，称为“卡普卜哈树太”相当于中医、西医所称的“月经不调”。“月经不调是月经的周期，经量以及持续时间发生异常改变的一组妇科病的总称。”

卡普卜尺太 · kaxpux purcirtaif（月事不来）

$k'a^{55}$ $p'u^{55}$ $p'u^{21}$ $ts'i^{21}$ $t'ai^{35}$

月事不来是指年过 18 周岁女子，月事尚未初潮者，或已行月事而又中断 3 月以上者，土家医称为“月事不来”或称“女子不月”，“闭信”。土家医所称“月事”，“月信”即中医或西医所说的“月经”。“月事不来”病相当于中医的“闭经”。

卡普卜住没地 · kax pux purzuf merdif（月事腹痛）

$k'a^{55}p'u^{55}$ $p'u^{21}$ tsu^{55} me^{21} ti^{35}

卡普卜住没地（月事腹痛）病，多由情志不调，寒热之邪侵下元，或因素体不足，养儿肠失于濡养所致月事或月事前后少腹疼痛的月事病。月事腹痛相当于中医的“痛经”、“经行腹痛”。

免姐垮 · mianxjiex kuax（血崩山）

$mian^{55}$ $tɕie^{55}$ $k'ua^{55}$

免姐垮（血崩山）病，由血热、血瘀而致中元脏器亏虚引起下元养儿肠损伤，不能控制月事经血，经来量多如注，有如山崩之势，故称月事血崩山病。免姐垮相当于中医的“崩漏”，西医的“功能性子宫出血病”。

则实邪 · zersir xier（害喜病）

tse^{21} si^{21} $ɕie^{21}$

则实邪（害喜病）是指妇女在怀孕早期，喜气上逆，胃失和降而出现的呕吐厌食，或入食即吐的疾病，土家医称为“害喜”“怀胎病”“怀子病”等。相当于中医的“妊娠恶阻”，西医的“妊娠反应”。

忙泽太 · manrcer taif（产后缺奶）

man^{21} $ts'e^{21}$ $t'ai^{35}$

忙泽太（产后缺奶），是产后因气血不足，不能生乳（土家族称奶水），或因肝郁气滞，奶脉不通，乳汁瘀积，导致产妇在哺乳期奶水不足或奶水全无。中医称“产后乳汁不行症”。土家医也称“月子缺奶水症”。

色嘎结 · sergar jier（产后大关门）

se^{21} ka^{21} tɕie^{21}

产后大关门，土家医又称便秘（色嘎结）是指孕妇在生子时失血过多，使体内津血丧失，致肚肠失水，肠失濡养，故“色结于色同”（直肠），致使“大门”关闭，粪便不能从“色古低”（肛门）排出，形成排大便难。其意为：“屎结于肠，不能从肛门排出。”本病相当于中医的“产后大便秘结”。

波立拢列倮革欸 · boxlir longvlier lovgeir（产后热）

po^{55} li^{21} luŋ^{53} lie^{55} lo^{53} kei^{21}

产后热，土家医俗称“产后发巴”。由于精气血亏损致体虚弱，或感染毒邪，在产后 10 天内“发巴”（发热），伴肚子痛及儿道分泌物的颜色、质量、气味的异常变化等临床表现，称为产后发巴。本病相当于中西医的产后感染发热。

波立扰列古泽二莫注 · box lir longv liex gux cer ef mor zuf（产后汗症）

po^{55} li^{21}luŋ^{53} lie^{55} ku^{55} ts'e^{211} e^{35} mo^{21} tsu^{35}

产后汗症，由产后气血亏损体虚，汗出，持续不止，动则尤甚，土家医称为产后汗症，俗称产后汗出。相当于中医的“产后自汗”、“盗汗”证。

卡普免姐日 · kaxpux mianxjiex rir（摆红症）
k'a[55] p'u[55] mian[55] tɕie[55] zi[21]

卡普免姐日（摆红症），是指妇女未在月事时，经血非时而下。其原因为血热、血瘀、肚虚、腰子虚等致儿肠损伤所致。“量多如注为崩，量少淋漓不尽者为漏”，故中医称为“崩漏”，相当于西医的“功能性子宫出血”。

卡茄茄别 · kaxqiexqiex biev（吊茄子）
k'a[55] tɕ'ie[55] tɕ'ie[55] pie[53]

卡茄茄别（吊茄子），是指妇女养儿肠吊出儿道口、或儿道壁翻出儿道口，轻者可自行收回，重者不能自行收回，以腰痛、小肚子胀痛，久之则溃烂流黄水为主要症征的疾病。主要病因为气血亏损，气不固摄，血不养经，经脉失养，肌肉松弛，而致本病。相当于中医的“阴挺”、“阴脱”，西医的“子宫脱垂”病。

尔舍病 · exsex binf（邋遢病）
e[55] se[55] pin[35]

尔舍病（邋遢病），由湿邪入侵妇人儿道所致。中元肚肠虚而影响下元儿道（铁 tier）失固，导致儿道分泌物增多，或颜色、质、气味的异常改变而出现的妇人白带多、色黄、臭、阴痒，小肚痛为主的病症。本病相当于中医的“带下病”，西医的阴道、宫颈等炎性疾病。

铁司额阿 · tier sixngar（阴痒）

$t'ie^{21}$ si^{55} $ŋa^{21}$

铁司额阿（阴痒），是指妇女儿道口及周围瘙痒难忍，伴摆白增多称为"阴痒"病。土家民间还称此病为"瘙痒"病。相当于中医的"阴门瘙痒"，西医的"滴虫性阴道炎"，"外阴感染性接触性皮炎"。

倮块他 · lov kuaix tax（不喜症）

lo^{53} $k'uai^{55}$$t'a^{55}$

倮块他（不喜症），是指育龄妇女由于腰子虚弱，肝气郁结及血瘀等原因引起养儿肠功能失调，结婚一年以上，或曾孕育后一年以上，夫妇同居，配偶生殖功能正常，而不受孕的症征，称为倮块他（不喜症）。土家族民间还称为"不怀儿症"，"无子症"等。中医及西医称为不孕症。

波立沙夺辽症 · boxlir savdorliaor zenf（小儿着凉症）

po^{55} li^{21} sa^{53} to^{21} $liau^{21}$ $tsen^{35}$

波立沙夺辽症（小儿着凉症），是外感风邪，侵上元客于"上棒"（sanf pongx · 肺）所致。临床上以怕冷、发热、脑壳痛、鼻不通、流鼻涕、打喷嚏、咳嗽、全身不适为主要症状。各季节均有发生。相当于中医的"感冒"，西医的"上呼吸道感染"。土家医俗称"伤风"、"受凉"。

波立炸起阿实汽也嘎·

boxlir zafqix arsir qiefgax（小儿白口疮）

po⁵⁵ li²¹ tsa³⁵ tɕ'i⁵⁵ a²¹ si²¹ tɕ'ie³⁵ ka⁵⁵

波立炸起阿实汽也嘎（小儿白口疮），是由感受毒邪，或中上元脏器积热，火攻食道而致口舌起白疮，土家医称为小儿白口疮。相当于中医的“鹅口疮”，西医的“霉菌性口腔炎”。

波立恶特阿答·boxlir ortafdar（小儿屙稀）

po⁵⁵ li²¹ wo²¹ t'a³⁵ ta²¹

波立恶特阿答（小儿屙稀），是指小儿内伤乳食或外感毒邪（主要为寒湿邪）所致的大便次数增多的疾病。相当于中医的“泄泻”，西医的“小儿腹泻”病。

波立倮则大·boxlir lov zerdaf（小儿走胎）

po⁵⁵ li²¹ lo⁵³ tse²¹ ta³⁵

小儿走胎的发病原因，多为在小儿时期喂养不当，乳食不节，营养失调使食物停滞在肚肠，损伤中元之气，水谷精微不能吸收，气血生化乏源，或由多种疾病的影响而致病。土家医对面黄肌瘦，肤色无光泽，毛发稀疏，青筋暴露，肚腹胀大如鼓，或消瘦腹凹如舟，体倦无力，食欲不振，心烦口渴，大便不调，尿清长或如米泔等临床表现的称为“走胎病”，俗称“掉魂”。病情较轻的称“停食症”、“隔食症”。走胎病多见于1岁~5岁左右的儿童。此病相当于中医的疳症，或营养障碍的慢性疾病。

土家医根据走胎病在临床的不同症候表现，将走胎分为走花胎、走猴胎、走鬼胎、走人胎、走马胎、走羊胎、走狗胎、走猪胎、走猫胎、走魂胎、走兔胎等十余种走胎病。临床上走花胎、走猴胎、走鬼胎较为常见。

他爬五所布里起 · taxpar wuxsox buflix qix（发风赤）

t'a^{55} p'a^{21} wu^{55} so^{55} pu^{35} li^{55} tç'i^{55}

他爬五所布里起（发风赤），由风毒湿邪蕴于人体上中元的肺、肚，而发于皮肤出现的淡红色丘疹，症状轻浅。发风赤好发于5岁以下儿童。相当于中医的“风痧”，西医的“风疹”。

麻妈住 · marmax zuf（出麸子）

ma^{21} ma^{55} tsu^{35}

麻妈住（出麸子），是指小儿感受麻疹疫毒引起发热咳嗽，泪水汪汪，口内颊长“麸子”及周身引起红麸子为特征的急性疫病。土家医还称本病为“油麻”、“喜子病”病。相当于西医的由麻疹病毒感染所致的“麻疹”病

尔胡 · exhur（猴耳疱）

e^{55} zu^{21}

尔胡（猴耳疱），是由风湿邪毒引起，以发热、耳下腮部肿痛为主的急性疫疾。土家医俗称“抱耳风”“耳风疱”。本病相当于中医的“痄腮”，西医的“流行性腮腺炎”。

捏捧中尔车剥 · niefpongx zongx excex bor（小儿尿床）

ȵie^{35} p'uŋ^{55} tsuŋ^{55} e^{55} ts'e^{55}po^{21}

捏捧中尔车剥（小儿尿床），是指5岁以上幼童，不能自主控制排尿，经常在睡眠中尿床者。相当中医的“遗尿”病。本病因下元元气不足或中元脏器气虚及湿热所致。

拢住咧王嘎拉 · longvzuf liex wanrgaxlax（胎黄）

luŋ^{53} tsu^{35} lie^{55} wan^{21} ka^{55} la^{55}

拢住咧王嘎拉（胎黄），是指胎儿时期感受湿热或瘀热内阻，出生后全身皮肤，眼巩膜发黄为主要症状的疾病。本病相当于西医的“新生儿黄疸”。

波立兰彩致 · boxlir lanrcaix zif（小儿闹夜）

po^{55} li^{21} lan^{21} ts'ai^{55} tsi^{35}

波立兰彩致（小儿闹夜），是指1岁以内的哺乳婴儿，因寒热或惊吓等原因所致的夜间啼哭，甚则通宵吵闹不休的疾病。土家医又称“哭夜”“奶哭”。相当于中医的“夜啼”病。

糯色提 · lofser tir（火眼）

lo^{35} se^{21} t'i^{21}

糯色提（火眼），又称火巴眼、红眼、红眼病。火眼由疫邪之毒气外侵白睛，赤热而红，相互传染而引起的急性传染性眼病。中医称为天行赤眼、天行赤热、天行暴赤病等。相当西医的流行性角膜结膜炎、流行性出血结膜炎。

糯补挑挑直 · lofbux tiaoxtiaox zir（挑眼症）

lo^{35} pu^{55} $t'iau^{55}$ $t'iau^{55}tsi^{21}$

挑眼症，是由风火热毒之邪犯眼，毒聚眼胞，睑边缘生硬小结而引起的眼睑红肿痒痛，形如麦粒的眼病。本病土家医又称“长挑挑”、“长挑针”，中医称“针眼”，相当于西医的“麦粒肿”。

嚜朗翁胡袍拉卡 · meflanxongr hurpaor laxkax（白云穿河）

me^{35} lan^{55} $u\eta^{21}$ xu^{21} $p'au^{21}$ la^{55} $k'a^{55}$

嚜朗翁胡袍拉卡（白云穿河）病，是风热之邪毒上冲眼睛，毒邪聚睛形似白色云状线状条状从两眼角穿黑眼珠，故名“白云穿河”病。本病相当于中医的“胬肉攀睛”，西医的“翼状胬肉”病。

嚜朗翁苦咱嘎阿纳 ·

meflanxongr kuxzax gar axlar（白云堆山）

me^{35} lan^{55} $u\eta^{21}$ $k'u^{55}$ tsa^{55} ka^{21} a^{55} la^{21}

白云堆山病，是因外感风邪侵袭上元，热化之气血聚于眼黑睛上而生细小白色星翳，临床上以涩疼、畏光、流泪为主要表现的眼病。由于白色星翳布在黑睛上，故称为白云堆山病，本病相当于中医的“聚星障”，西医的“单纯疱疹病毒性角膜炎”。

日阿糯着 · rar lof zor（鸡目眼）

za^{21} lo^{35} tso^{21}

鸡目眼，多由营养不良或走胎引起的黄昏时视物不清，眼干涩的眼病。土家民间又称鸡蒙眼、夜盲症、鸡关门。本病相当于中医的雀盲、鸡盲、疳积上目等病症。相当于西医的维生素 A 缺乏引起的角膜软化症。

聋所直 · longxsox zir（灌蚕耳）

luɳ^{55} so^{55} t'si^{21}

聋所直（灌蚕耳）病多见于小儿。本病多因热毒侵耳，血腐化脓所致的耳膜穿洞，耳内流脓为主要特征的耳病。传统医学称本病为脓耳。相当于西医的化脓性中耳炎。

翁起拉太 · ongfqix lav taif（鼻塞）

uɳ^{35} tɕ'i^{55} la^{53} t'ai^{35}

鼻塞，是指风邪外感犯鼻道所引起的鼻塞不通，流鼻涕为特征的鼻窍病。相当于中医的“伤风鼻塞”，西医的“急性鼻炎”。

翁起拉日 · ongfqixlax rir（脓涕症）

uŋ^{35} tɕ' i^{55} la^{55} zi^{21}

翁起拉日（脓涕症），是指鼻子（翁起 ongfqix）流脓涕。脓涕症多因毒邪犯鼻腔，鼻子内湿热积聚所致，以鼻子流脓涕为特征的鼻流脓涕症。土家医又称该病为“不香不臭”症。传统医学称之为鼻渊，亦有称脑漏者。相当西医学的急、慢性副鼻窦炎。

思思米革欸·sixsix miv geir（火牙症）
si^{55} si^{55} mi^{53} kei^{21}

思思米革欸（火牙症）又称牙痛。本病多因风火之邪或三元内火重，火气上逆熏蒸于齿而致火牙症。

炸起汽也嘎·zafqix qiefgax（口疮）
tsa^{35} $tɕ'i^{55}$ $tɕ'ie^{35}$ ka^{55}

炸起汽也嘎（口疮），多因邪毒侵袭、脏腑积热、热盛化火上熏口腔，或阴虚火旺、虚火上炎所致。传统医学称为口舌生疮、口疮等。相当于现代医学的复发性口腔溃疡病，阿弗他口炎。

钉拴汽也嘎·denx suanx qiefgax（疔疮）
ten^{55} $suan^{55}$ $tɕ'ie^{35}$ ka^{55}

钉拴汽也嘎（疔疮），是火热之毒邪，或因虫咬伤，皮肤破损染毒，蕴蒸肌肤，气血凝滞而引起的急性化脓性疾病。

钉子切嘎（疔疮），是发病迅速且危险性较大的疾病，机体上随处可生，但多发生在颜面和手足等处。如果处理不当，很易走黄，颜面部疔疮更易走黄；发于手足者，则可以损筋伤骨，影响功能。

疔的范围很广，包括颜面部，手足部的急性化脓性感染，以及部分特殊性感染，因此名称很多，原因亦各殊。一般分颜面疔疮、手部疔疮、红丝疔、烂疔疮等四种，其易发生的并发症为“疔疮走黄”，是毒气扩散到全身的情况。

切也克尔 · qiefkex（疱）

tɕʻie35 kʻe55

切也克尔（疱），是因外感风热、湿热、火毒之邪，气血瘀滞，结聚于肌肤间的急性化脓性疾病。以局部红、肿、热、痛，有多个脓栓堆积为特征。多发于中老年尤其以消渴病多见，易出现“陷证”。

切尔克尔（疱），相当于西医的“痈”，祖国传统医学的“有头疽”。

由于发病部位的不同，痈有许多名称，如生于颈部的叫颈痈，生于结喉之处的叫锁喉痈，生于脐部的叫脐痈，生于委中穴的叫委中痈，生于胯腹部的叫胯腹痈。这些痈症除具有一般痈的特有共性之外，尚各有其特征和差异，它们都是属于一种急性化脓性疾病，其病机是风火湿温毒邪挟痰蕴结致病。

克阿老 · kaflaox（疡子）

kʻa35 lau55

克阿老（疡子），又称“九子疡”、“火痒子”、“罗汉桂珠”。因肝气郁结，气郁化火，灼津为痰，结于颈项而发病。以痒核累累成串，溃后脓出清稀，疮口经久不愈为特征。相当于西医颈部淋巴结结核，中医的“瘰疬”。其特点是多见于儿童或青年人，好发于颈部及耳后，起病缓慢，初起时结核如豆，皮色不变，不觉得疼痛，以后逐渐增大。成脓时皮色转为暗红，易破溃，形成窦道，溃后脓水清稀，每夹有絮样物质。

鲁嘎付鲁地 · luxgax huflux dif（巴骨流痰）

li⁵⁵ ka⁵⁵xu³⁵ lu⁵⁵ ti³⁵

鲁嘎付鲁地（巴骨流痰），是发生于骨与榫头的疾病，可在病变附近或较远的空隙处形成脓种，破溃后脓液稀薄如痰，所以命名"巴骨流痰"。为土家族医学所述的七十二流之一种。到了后期，可以出现虚劳现象，因之又有"骨痨"的名称。本病相当于中医的"流痰"，现代医学的骨与关节结核。

米革欻泽特阿 · mivgeir certaf（烧烫伤）

mi⁵³ kei²¹ ts'e²¹ t'a³⁵

米革欻泽特阿（烧烫伤），又称为火烧伤、烫伤，总称水火烫伤。是因热毒之气炽盛，腐烂皮肉，严重者火毒内攻出现三元不同脏器病症。土家医烧烫伤相当于中医的水火烫伤，西医的烧伤。

冻包 · dongfbaox（冻疮）

dong³⁵ pau⁵⁵

冻包，是因受寒邪侵袭，气血瘀滞，皮肤紫红麻木疼痛，或局部肌肤坏死，甚者可致全身冻僵，称为冻包（冻疮）。相当于西医的冻伤。根据受冻环境，受冻部位，称为"战壕足"，"水浸足”等。指、趾、耳、鼻、面颊等暴露部位，受低温影响而出现紫斑、水肿、炎症等反应。冻包在我国北方冬季常见，尤其在高寒山区多见。

在冬季，病后或平素气血衰弱，身体缺乏锻炼，耐寒性差，处于疲劳、饥饿、创伤失血，长时间静止不动和肢体上止血带时间长等情况下，受到寒冷的侵袭，容易导致局部血循环障碍，筋脉气血运行不畅，以致气血瘀滞，而形成冻包。

忙切也克尔 · manr qiefkex（奶疱）

man^{21} $tɕ'ie^{35}$ $k'e^{55}$

奶疱多由风邪外袭，或奶水淤积阻滞奶络，郁积化热而成。临床上以奶子（乳房）部结块肿胀疼痛，溃后脓出为主要特征。本病相当于中医的“乳痈”病，西医的急性乳腺炎。

实黑尔了 · sir hev liaox（蛇咬伤）

si^{21} xe^{53} $liau^{55}$

蛇咬伤病是指被毒蛇咬伤，蛇毒侵入伤口，气血受伤，而引起的三元脏器发生危急的重症。因毒性不同而表现为多种全身中毒症状。我国蛇类200余种，其中毒蛇80余种。蛇在我国分布较广，数量较多，危害较大的剧毒蛇有20多种。土家医称蛇为长虫、溜子。在土家族居住的武陵山区有毒蛇10余种，其中剧毒蛇有：火毒类蛇，有五步蛇（又称蕲蛇、尖吻蝮蛇），烙铁头蛇（烂葛藤、笋壳斑），竹叶青蛇（又称青竹标）。风毒类蛇，有银环蛇（又称金钱白花蛇、秤杆子蛇、九道箍），金环蛇（又称金甲带、黄节蛇）。风火毒蛇有蝮蛇（又称草上飞、烂母蛇、土火蛇），眼镜蛇（又称扇头风、吹风蛇）、眼镜王蛇（又称过山标、大扇头风蛇）。

火毒蛇为血循毒，风毒蛇为神经毒，风火毒蛇为混合毒（血循毒与神经毒）。

鲁嘎壳 · luxgax kor （断骨）
lu⁵⁵ ka⁵⁵ k'o²¹

鲁嘎壳（断骨），是骨和软组织的完整性或连续性遭到部分或全部破坏者，称为断骨。中医及西医均称骨折。断骨的原因较多。如外因（直接暴力，间接暴力，筋力牵挂，疲劳断骨）；内因（年龄，健康状况，骨的解剖部位及结构状况，骨骼病变）可造成断骨。

杆骨八提鲁嘎壳 · ganx gurbar tir lux gax kor 杆骨下端断骨
kan^{55} ku^{21} pa^{21} $t'i^{21}$ lu^{55} ka^{55} $k'a^{21}$

杆骨下端骨折，因外伤所致杆骨下端距榫头面 2 ~ 3cm 范围内断骨。土家医所称钳杆骨，即西医的尺桡骨。钳骨相当于西医的尺骨，杆骨相当于西医的桡骨。前臂旋转时，桡骨沿尺骨头回旋，而以尺骨头为中心。

杆骨远端骨折是临床最常见的骨折之一，它是指杆骨下端距关节面 2 ~ 3cm 范围以内的骨折。临床上多见于 6 ~ 10 岁和 60 ~ 75 岁两个年龄段。6 ~ 10 岁阶段男女发病率没有显著性差异。60 ~ 75 岁阶段，女性患者明显高于男性患者。其原因与高龄及女性绝经后的骨质疏松相关。由于此处位于松质骨与坚质骨交界处，在力学上为应力的薄弱点，所以特别容易发生骨折。

坡尔梯克尔糯梯得辽·
peftixkex loftix derliaor（肩膀骨节脱榫）
p'e^{35} t'i^{55} k'e^{55} lo^{35} t'i^{55} te^{21} liau^{21}

坡尔梯克尔糯梯得辽（肩膀骨节脱榫），是指肩肱关节脱位。本病好发于青壮年，为临床最多见的脱榫之一。中医古称“肩胛骨出”“肩骨脱臼”。西医称肩关节脱位。

坡尔梯克尔地·peftixkex dif（肩膀痛）
p'e^{35} t'i^{55} k'e^{55} ti^{35}

坡尔梯克尔地（肩膀痛），是以肩膀骨节周围疼痛为主的慢性病证。土家医认为，本病由风邪致病，又称肩膀冷骨风或骨节风病。以肩膀痛，肩膀骨节活动障碍为主要特征。中医病名较多，因睡眠时肩膀受凉引起的称为“漏肩风”，或“露肩风”；因肩部活动明显受限，有如冻结者称为“冻结肩”；因该病多发于50岁左右，故称“五十肩”。民间还称此病为“肩凝风”，“肩凝症”。该病相当于西医的“肩关节周围炎”。

空底地·kongxdixdif（颈根痛）
k'uŋ^{55} ti^{55} ti^{35}

空梯低（颈根痛），多因睡眠姿势不良或外感风寒之邪所致的急性一侧颈根疼痛、酸胀，活动受限等临床症状。本病相当于中医的“落枕”。

腰杆汽优夺症 · yaoxganx qiufdor zenf（闪腰症）
jau⁵⁵ kan⁵⁵ tɕ'iu³⁵ to²¹ tsen³⁵

腰杆汽优夺症（闪腰症），土家医又称“瘀气”“扭伤”。是因腰杆扭伤引起腰杆一侧或双侧剧烈疼痛，腰活动受限，坐立或行走不便等临床表现。本病相当于中医的“急性腰扭伤”。

痔汽也嘎 · zif qiefgax 痔疮
ts³⁵ tɕ'ie³⁵ ka⁵⁵

痔疮，一般是指直肠末端粘膜下和肛管皮下的静脉丛发生扩大、曲张所形成的柔软的静脉曲张团。

痔疮多见于成年人，由于痔疮的发生部位不同，可以分为内痔、外痔和混合痔。

内痔位在肛管齿线以上，是粘膜下的痔下静脉丛发生扩大和曲张所形成的静脉团，上覆粘膜，很易出血。好发于截石位的3、7、11点处，又称为母痔区，其余部位发生的痔，匀称为子痔。

外痔发生于肛管齿线以下，是痔外静脉丛扩大的曲张或反复发炎而成，上覆皮肤，不易出血，其形状大小不规则。

混合痔是内、外痔静脉丛曲张，相互沟通吻合，括约肌间沟消失，使内痔部分和外痔部分形成一整体者，为混合痔。多发于截石位肛门3、7、11点处，以11点处最为多见，易于出血。

热色咚嘎滴 · rer serdongrgaf dir（老鼠抠粪门）

ze^{21} se^{21} $tuŋ^{21}$ ka^{35} ti^{21}

热色咚嘎滴（老鼠抠粪门），为肛痈成脓自溃或切开后所遗留的窦道。祖国传统医学及现代医学均称之为肛瘘，或称肛漏，又称痔漏，痔疮。

肛瘘多是肛周脓肿的后遗症。一般由原发性内口、瘘管和继发性外口三部分组成，亦有仅具有内口或外口者。内口为原发性，绝大多数在肛管齿线平面的肛窦上，外口是继发的，在肛门周围皮肤上，常不止一个。

色罗利 · serlorlif（脱肛）

se^{21} lo^{21} li^{35}

色罗利（脱肛），又称直肠脱垂，民间又称之为吊迭肚。是直肠粘膜或直肠全层脱垂，少数可发生部分乙状结肠向下移位，脱出肛门外的一种疾病。

如小儿气血未旺，老年人气血衰退，中气不足，或妇女分娩用力耗气，致气血亏损，以及慢性泻痢，习惯性便秘，长期咳嗽均易致气虚下陷，固摄失司，而导致本病的发生。

王嘎拉泽汽也嘎 · wanrgaxlax cer qiefgax（黄水疮）

wan^{21} ka^{55} la^{55} $ts'e^{21}$ $tç'ie^{35}$ ka^{55}

王嘎拉泽汽也嘎（黄水疮），土家医又称“清水疮”。本病多因风、湿、热等毒气聚体而引起。病发时局部皮肤出现红色丘疹，丘疱疹或水疱、瘙痒，融合成片状，抓破后出黄水或清水，为瘙痒性渗出性皮肤病。土家医黄水疮相当于西医所称的“湿疹”病。

本病皮疹是多种多样的（多形性损害），即急性期可出现潮红、丘疹、水疱、脓疱、渗出、结痂。慢性期出现鳞屑、苔藓化等损害。皮损有融合及渗出的倾向。根据病程和皮损特点，一般可分为急性、亚急性、慢性三种。

土家医所述“黄水疮”，一般是指“湿疹”病的急性期的临床症征表现。

阿叶科巴剃 · axyer koxbax tix（鬼剃头）

a^{55} ie^{21} $k'o^{55}$ pa^{55} $t'i^{55}$

阿叶科巴剃（鬼剃头），是头皮部毛发突然发生的斑片状脱落的一种病症。中医称油风或斑秃。相当于西医的圆形脱发。

土家医认为本病的发生是由于肝肾不足，血虚不能上荣，以致毛孔开张，风邪乘虚而入，风盛血燥；或由于肝气郁结，气机不畅，而致气滞血瘀，发失所养而成。现代医学认为本病与神经精神因素、内分泌障碍等有关，近年来有免疫学说认为与抗毛基质细胞抗体的形成，部分抑制了毛囊的活性有关。

起盘 · qixpanr（风团）

$tɕ'i^{55}$ $p'an^{21}$

起盘（风团），土家医又称风坨，发风赤病。相当于中医的“瘾疹”，又称 bei（倍）lei（蕾），相当于西医的“荨麻疹”。土家医还将“风团”分为：冷风团、热风团、药毒风团等。本病多由风邪之气，或某些食物、药物过敏所致，三元之毒气外泄引起身体瘙痒，搔之出现红斑隆起，形如豆瓣，堆累成片或聚成团，故土家医称之风团或风坨。风团发无定处，忽隐忽现，消失后不留痕迹。

干格闹汽也嘎 · ganxgerloaf qiefgax 闹疮
kan^{55} ke^{21} lau^{35} tɕ'ie^{35} ka^{55}

闹疮，土家医又称干格闹。是由虫邪（疥虫）或风火毒气侵袭肌肤所致皮肤病。以手指缝、手腕、肚脐周围、腹股沟、股部等处皮肤发生小水疱，夜间奇痒为特征的急性传染性皮肤病。相当于“疥疮”。

及爬癣 · jirpar xianx（烂脚丫）
tɕi^{21} p'a^{21} ɕian^{55}

烂脚丫，俗称脚气。是湿毒侵脚趾丫（吉米梯 jirmirtir），以脚趾白斑湿烂或趾间起小水泡为特征。相当于中医的湿脚气病，西医的足癣。

没朴那汽也嘎 · merpuflax qiefgax（蛇斑疮）
me^{21} p'u^{21} la^{55} tɕ'ie^{35} ka^{55}

蛇斑疮，是因中元的肝、肚内蕴湿热，兼感邪毒所致的一种皮肤病。发病时，皮肤上出现成簇水疱，痛如火烧，多见于腰部，故称“没朴那切嘎”（腰带疮）。其特点为：以成簇水疱沿身体一侧呈带状分布，排列如蛇行，剧痛。本病相当于中医的蛇串疮，又称缠腰火丹，蛇火丹，火带疮。对发生在身体其它部的称“蜘蛛疮”。相当于西医“带状疱疹”。

务他爬癣 · wuftaxpar xianx（牛皮癣）

wu^{35} $t'a^{55}$ $p'a^{21}$ $ɕian^{55}$

务他爬癣（牛皮癣），本病初起为风湿热邪滞留肌肤，口久致血虚风燥，肌肤失养而发为本病。情志抑郁或衣领拂擦，搔抓等皆可诱发或使已有之病情加剧。牛皮癣好发在颈项两侧，以皮肤肥厚粗糙，瘙痒难忍为特征。因其状如牛领之皮，厚而坚得名。又因其好发于颈部，中医称摄领疮。相当于神经性皮炎。

气日阿西汽也嘎 · qif rafxix qiefgax（漆疮）

$tɕ'i^{35}$ za^{35} $ɕi^{55}$ $tɕ'ie^{35}$ ka^{55}

气日阿西汽也嘎（漆疮），是接触生漆所产生的一种皮肤丘疹、瘙痒难忍的一种急性病症。本病中医称漆风疮，相当于西医的接触性皮炎或过敏性皮炎。

三、常用药物名词简释

一 画

一 口 血

【土家语】灭尔 那这 miev naf zef

【国际音标】mie^{53} $ɳa^{35}$ tse^{35}

【异名】一碗血，一点血，小号筒，水黄连。

【来源】为罂粟科植物血水草 *Eomecon chionantha* Hance. 的全株。

【药性】性冷，味苦。一说有小毒。

【功用】赶火止痛，凉血止血，败毒生肌。用于胃脘疼痛、血热吐血、毒蛇咬伤水火烫伤等。

一支箭

【土家语】日阿那致 rax naf zif

【国际音标】za^{55} $ɳa^{35}$ tsi^{35}

【异名】竹叶细辛，摇竹消，鬼督邮，土细辛，寮刁竹。

【来源】为萝藦科植物徐长卿 *Cynanchum paniculatum* (Bunge) Kitag. 的全草。

【药性】性热，味辣、苦。

【功用】赶风镇痛，活血疗伤，败毒消肿。用于风湿骨痛、跌打伤痛、枪伤、毒蛇咬伤等。

一点白

【土家语】忙泽二拉 manr cer ef iax

【国际音标】man^{21} tse^{21} e^{35} ia^{55}

【异名】奶浆藤，野羊角，刀口药。

【来源】为萝藦科植物萝藦 *Metaplexis japonica* (Thumb.) Makino. 的全草。

【药性】性微冷，味甜。

【功用】败毒消肿，益气补虚，健胃消食，收敛止血。用于毒蛇咬伤、气虚体弱、小儿疳积、刀伤出血等。

一年蓬

【土家语】拉拢阿夫 lax longx ax hux

【国际音标】la^{55} $luŋ^{55}$ a^{55} xu^{55}

【异名】白马兰，白旋覆花，治疟草，牙肿消。

【来源】为菊科植物一年蓬 *Erigeron annuus*（L.）Pers. 的全草。

【药性】性微冷，味辣、微苦。

【功用】败毒截疟，活血疗伤，赶火消肿。用于毒蛇咬伤、三分症、牙龈肿痛、跌打损伤等。

一炷香

【土家语】所那致 sox nax zif

【国际音标】so^{55} ɳ a^{55} tsi^{35}

【异名】大败毒，山马兰，黄花草。

【来源】为菊科植物一枝黄花 *Solidago decurrens* Lour. 的全株。

【药性】性冷，味辣、苦。

【功用】散热发表，赶火燥湿，活血疗伤，败毒消肿。用于风热感冒、湿热腹泻 、跌打扭伤、毒蛇咬伤等。

一窝蛆

【土家语】斗笔那统 doux dir nax tongx

【国际音标】tau^{55} pi^{21} $ɳa^{55}$ $t'uŋ^{55}$

【异名】蛆婆草，金线吊白米，肺经草。

【来源】为百合科植物粉条儿菜 *Aletris spicata*（Thunb.）Franch. 的全株。

【药性】性微冷，味甜、苦。

【功用】健胃赶食，赶火止咳，驱蛔杀虫，败毒消肿。用于小儿疳积、肺热咳嗽、蛔虫病、风火牙痛等。

一颗针

【土家语】安额阿那猛 anx ngax nax mongx

【国际音标】an^{55} $ŋa^{55}$ $ȵa^{55}$ $muŋ^{55}$

【异名】婆婆针，老鸹嘴，老贯草。

【来源】为牻牛儿苗科老鹳草 *Geranium wilfordii* Maxim. 的全草。

【药性】性微冷，味辣、苦。

【功用】赶风除湿，赶火止泻。散瘀疗伤，活血调经。用于风湿麻木、湿热泻痢、跌打伤痛、经期不定等。

二画

十月红

【土家语】翁巴泡 ongx bax paox

【国际音标】$uŋ^{55}$ pa^{35} $p'au^{55}$

【异名】酸泡，刺泡。

【来源】为蔷薇科植物高粱泡 *Rubus lambertianus* Ser. 的根。

【药性】性冷，味苦、涩。

【功用】固精涩尿，收敛止血，赶火退烧，除湿止痛。用于跑马遗尿、多种出血、感冒发烧、风湿腰痛等。

人丹草

【土家语】胡泡席 hur paof xir

【国际音标】xu^{21} $p'au^{35}$ $ɕi^{21}$

【异名】细辛草，留兰香。

【来源】为唇形科植物薄荷 *Mentha canadaensis* L. 的全草。

【药性】性微冷，味辣、微苦。

【功用】散热发表，清咽利喉，宣透麻疹，赶风止痒。用于风热感冒、声音嘶哑、麻疹透发不畅、风坨等。

人苋菜

【土家语】铁贴统 tiex tier tongx

【国际音标】$t'ie^{55}$ $t'ie^{21}$ $tuŋ^{55}$

【异名】灯盏窝，海蚌含珠，血见愁，撮斗撮金珠。

【来源】为大戟科植物铁苋菜 *Acalypha australis* L. 的全草。

【药性】性冷，味苦、微辣。

【功用】败毒止痢，凉血止血，赶风止痒，赶火消肿。用于火毒痢疾、血热出血、风坨、毒蛇咬伤等。

七叶胆

【土家语】业尔他胆 nier ex tax danx

【国际音标】$ȵie^{21}$ e^{55} $t'a^{55}$ tan^{55}

【异名】土人参，五叶胆，七叶参，南方人参，小苦药，公罗锅底。

【来源】为葫芦科植物绞股蓝 *Gynostemma pentaphyllum* (Thunb.) Makino. 的全草。

【药性】性微热，味甜、微苦。

【功用】补虚养血，益气固脱，壮肾摄精，赶寒止痛。用于气血不足、气虚欲脱、劳尿积、缩阴症等。

八月瓜

【土家语】八烈光 baf liex guanx

【国际音标】pa^{35} lie^{55} $kuan^{55}$

【异名】八月札，八月渣，八烈光，羊开口。

【来源】为木通科植物白木通 *Akehia trifoliata*（Thunb.）Koidz. var. *australis*（Diels）Rehd. 的果实。

【药性】性平，味甜、涩、苦。

【功用】补肾强腰，升提固脱，涩肠止泻，驱蛔杀虫。用于肾虚腰痛、吊茄子、水泻、蛔虫病等。

八宝莲

【土家语】南八莲 nianr bar lianr

【国际音标】$ȵian^{21}$ pa^{21} $lian^{21}$

【异名】臭亲家母，大红袍。

【来源】为马鞭草科植物臭牡丹 *Clerodendrum bungei* Steud. 的根或茎叶。

【药性】性微热，味辣、微甜、微苦。

【功用】活血溜胎，赶风止痛，益气养血，除湿止带。用于引产下胎、头痛头晕、气血不足、摆白等。

八角枫

【土家语】叶克枫 yer kex hongx

【国际音标】je^{21} $k'e^{55}$ $xuŋ^{55}$

【异名】三角枫，七角枫，白龙须，白筋条。

【来源】为八角枫科植物八角枫 *Alangium chinense*（Lour.）Harm. 的根及茎叶。

【药性】性微热，味辣、苦，一说有小毒。

【功用】赶风除湿，镇静安神，活血疗伤，赶气消胀。用于风湿身痛、癫狂病、跌打伤痛、脘腹胀满等。

八角莲

【土家语】叶克莲 yer kex lianr

【国际音标】je^{21} $k'e^{55}$ $lian^{21}$

【异名】八角七，金边七，八角盘，一碗水，山荷叶。

【来源】为小檗科植物六角莲 *Dysosma pleiantha*（Hance）Woods. 的根茎及根。

【药性】性微冷，味苦、辣、麻。有小毒。

【功用】败毒消肿，赶气止痛，活血疗伤，利尿排石。用于毒蛇咬伤、脘腹胀痛、跌打损伤、尿路结石等。

八棱麻

【土家语】叶棱克思 yer lern kex six

【国际音标】je^{21} len^{21} $k'e^{55}$ si^{55}

【异名】八里麻，八棱蒿，接骨草，陆英。

【来源】为忍冬科植物蒴藋 *Sambucus chinensis* Lindl. 的全株。

【药性】性微热，味辣、苦、淡。

【功用】活血疗伤，利水透湿，除湿止痛，赶风止痒。用于跌打损伤、水肿病、风湿筋骨痛、漆疮等。

九牛造

【土家语】给拢务席克查 gex longx wuf xir ker car

【国际音标】ke^{55} $lu\eta^{55}$ wu^{35} $\c{c}i^{21}$ $k'e^{21}$ $ts'a^{21}$

【异名】藤卫矛，土杜仲，岩风草，爬墙风。

【来源】为卫矛科植物扶芳藤 *Euonymus fortunei*（Turcz.）Hand. Mazz. 的带叶茎枝。

【药性】性冷，味辣、苦。

【功用】赶风除湿，活血通经，舒筋缓急，赶火止痛。用于风湿骨节痛、中风偏瘫、小腿抽筋、胃脘痛等。

儿多母苦

【土家语】被日业可克欸 bif rir neir ko x keix

【国际音标】pi^{35} zi^{21} ȵie^{21} k'o^{55} k'ei^{55}

【异名】天冬，小三百棒，七姊妹。

【来源】为百合科植物天门冬 *Asparagus cochinchinensis*（Lour.）Merr. 的块根。

【药性】性冷，味甜，微苦。

【功用】润肺止咯，生精助孕，润肠通便，生津止渴。用于肺痨干咳、不孕症、肠燥便秘、干渴劳等。

三画

三爪风

【土家语】窝看克思 wox kanf kex six

【国际音标】wo^{55} k'an^{35} k'e^{55} si^{55}

【异名】三爪龙，三皮风，蛇泡草。

【来源】为蔷薇科植物蛇莓 *Duchesnea indica*（Andr.）Focke. 的全草。

【药性】性冷，味苦。

【功用】赶火败毒，消肿止痛，除湿退黄。用于疔疮肿毒、毒蛇咬伤、喉蛾、黄疸病等。

三月泡

【土家语】看克思 kan kex six

【国际音标】k'an^{35} k'e^{55} si^{55}

【异名】插秧泡。

【来源】为蔷薇科植物山莓 *Rubus corchorifolius* L. f. 的根、叶及顶芽。

【药性】性微冷，味苦、涩。

【功用】涩肠止泻，赶食除积，燥湿止痛，赶火败毒。用于小儿水泻、厌食症、风湿关节痛、白口疮等。

三加皮

【土家语】他爬所欸 tax par sox eix

【国际音标】t'a^{55} p'a^{21} so^{55} ie^{55}

【异名】三加刺，三叶五加，刺三甲。

【来源】为五加科植物白簕 *Acanthopanax trifoliatus*（L.）Merr. 的根及叶。

【药性】性热，味辣、苦、淡。

【功用】赶风除湿，活血疗伤，利尿排石，温胃散寒。用于风湿骨痛、跌打损伤、尿路结石、胃脘冷痛等。

三两金

【土家语】科所支 kox sox zix

【国际音标】k'o^{55} so^{55} tsi^{55}

【异名】开喉箭，三两银，山豆根，八仙。

【来源】为紫金牛科植物百两金 *Ardisia crispa*（thunb.）

A. DC. 的根及叶。

【药性】性微冷，味苦、辣。

【功用】赶火败毒，活血疗伤，明目退翳。用于喉蛾、跌打损伤、目肿云翳、毒蛇咬伤等。

三 百 棰

【土家语】阿捏倮笔日 ar niex lox bir rir

【国际音标】a^{21} ȵie^{55} lo^{55} pi^{21} zi^{21}

【异名】百部，百条根，大叶百部，虱蚤草。

【来源】为百部科植物对叶百部 *Stemona tuberosa* Lour. 的根。

【药性】性微打，味苦、微甜。一说有小毒。

【功用】润肺止咯，杀虫灭虱，止痒。用于多种咳嗽、蛲虫、头虱、牛皮癣等。

三 步 跳

【土家语】所吉跳 sox jix tiaof

【国际音标】so^{55} tɕi^{55} t'iau^{35}

【异名】三百跳，和姑，麻芋果。

【来源】为天南星科植物半夏 *Pinellia ternata*（Thunb.）Breit. 的块茎。

【药性】性热，味辣、苦。有毒。

【功用】赶寒止咯，化痰开窍，消肿散结，截疟。用于咳嗽痰多、癫病、绊疡、三分症等。

三 颗 针

【土家语】安额阿所猛 anx ngax sox mongx

【国际音标】an^{55} ŋa^{55} so^{55} muŋ^{55}

【异名】鸡脚刺，铜针刺。

【来源】为小檗科植物蓝果小檗 *Berberis ueitchii* Schneid. 的根。

【药性】性冷，味苦。

【功用】赶火除湿，败毒止咳，消肿生肌。用于湿热泻痢、黄疸病、肺痨病、水火烫伤等。

上天梯

【土家语】央鸡倮墨谷 yanx jix lox mef gur

【国际音标】jan^{55} tɕi^{55} lo^{55}me^{35} ku^{21}

【别 名】铁灵仙，一把锁，黑骨头，落得打，牛九穿，老君须。

【来源】为毛茛科植物威灵仙 *Clematis chinensis* Osbeck. 的根及根茎。

【药性】性热，辣、微苦。

【功用】赶风通络，赶寒止痛，散结消肿，除湿止带。用于寒湿身痛、半边风、疡子、摆白等。

土人参

【土家语】抗苦人参 kanr kux ree senx

【国际音标】k'an^{21} k'u^{55} zen^{21} sen^{21}

【异名】土洋参，假人参。

【来源】为马齿苋科植物栌兰 *Talinum paniculatum*（Jacq.）Gaertn. 的根与全草。

【药性】性平，味甜。

【功用】益气养血，升提固脱，缓急止痛。用于病后体虚、走猴胎、吊茄子、肝气痛等。

土 三 七

【土家语】若苦三七 rox kux sanx qir

【国际音标】zo^{55} $k'u^{55}$ san^{55} $tç'i^{21}$

【异名】三七草，破血草，散血草。

【来源】为菊科植物菊叶三七 *Gynura segetum*（Lour.）Merr. 的根或全草。

【药性】性平，味甜、辣、微涩。

【功用】抗育隔喜，活血调经，疗伤止痛，收敛止血。用于避孕拒育、月经不调、跌打伤痛、多种出血等。

土 大 黄

【土家语】若苦大黄 rox kux dax huanr

【国际音标】zo^{55} $k'u^{55}$ ta^{35} $xuan^{21}$

【异名】牛大黄，土三七，血当归，血三七，化血莲。

【来源】为蓼科植物钝叶酸模 *Rumex obtusifolius* L. 的根及叶。

【药性】性冷，味苦。

【功用】泻下通便，赶火止咳，活血调经，除湿退黄。用于热结便秘、肺热咳嗽、月经后期、黄疸病等。

土 花 椒

【土家语】若苦错布 rok kux cof buf

【国际音标】zo^{53} $k'u^{55}$ $ts'o^{35}$ pu^{35}

【异名】刺壳椒，单面针，大元帅，见血飞。

【来源】为芸香科植物蚬壳花椒 *Zanthoxylum dissitum* Hemsl. 的根及果实。

【药性】性热，味辣、麻、苦。小毒。

【功用】活血疗伤，赶风除湿，赶气散寒，通经止痛。用于跌打损伤、风湿腰痛、脘腹疼痛、行经腹痛等。

土沙参

【土家语】若苦沙参 rox kux sax senx

【国际音标】zo^{55} k'u^{55} sa^{55} sen^{55}

【异名】沙参，南沙参，泡参，山沙参。

【来源】为桔梗科植物杏叶沙参 *Adenophora hunanensis* Nannf. 的根。

【药性】性微冷，味甜、淡。

【功用】养阴肺润，养血益乳，赶火止咯，除湿止带。用于肺虚燥咯、产后缺奶、肺热咳嗽、摆白等。

土茵陈

【土家名】散孟克思 sanf mongf kex six

【国际音标】san^{35} muŋ^{35} k'e^{55} si^{55}

【异名】铃茵陈，绵茵陈，苦金铃。

【来源】本品为玄参科植物阴行草 *Siphonostegia chinensis* Benth. 的全草。

【药性】性冷，味苦、辣。

【功用】除湿退黄，赶火止泻，发表止咳，赶风止痒。用于黄疸病、湿热腹泻、感冒咳嗽、风坨等。

土党参

【土家语】若苦党参 rox kux danx senx

【国际音标】zo^{53} k'u^{55} tan^{55} sen^{55}

【异名】小人参，土人参，土条参，隔山消。

【来源】为桔梗科植物金钱豹 *Campanumoea javanica* Bl. subsp. *japonica*（Makino）Hong 的根及全草。

【来性】性微热，味甜。

【功用】补气养血，发奶益乳，健胃赶，固表止汗。用于病后体虚、产后缺乳、小儿疳积、虚汗症等。

土筋条

【土家语】若苦我卡普 rox kux ngox kax pux

【国际音标】zo^{55} k'u^{55} ŋo^{55} k'a^{55} p'u^{55}

【异名】土强树，白清明花。

【来源】为金缕梅科植物檵木 *Loropetalum chinense*（R. Br.）Oliv. 的根、茎、花及果实。

【药性】性微冷，味苦、涩。

【功用】收敛止血，赶火燥湿，活血疗伤，排异生肌。用于多种出血、泻痢、跌打损伤、拔异物等。

下搜山

【土家语】八达业利 bar dar nier lif

【国际音标】pa^{21} ta^{21} ȵie^{21} li^{35}

【异名】搜山虎，下山虎，蛤蟆三七。

【来源】为鸢尾科植物鸢尾 *Iris tectorum* Maxim. 的根茎。

【药性】性微冷，味辣、苦。

【功用】活血疗伤，泻下通便，赶火败毒。用于跌打损伤、大便秘结、毒蛇咬伤、癫狗咬伤等。

大构

【土家语】屁他此巴 pif tax cix bax

【国际音标】p'i^{35} t'a^{35} ts'i^{55} pa^{35}

【异名】大构树皮，构皮，纱纸树，楮树，楮桃树。

【来源】为桑科植物构树 *Broussonetia papyrifera*（L.）Vent. 的果实、根皮及叶。

【药性】性冷，味甜、淡、微辣。

【功用】果实：补肾养阴，润肠通便。根、根皮：消水退肿，败毒排脓。叶：宣肺止咯，赶风止痒，败毒排脓。用于腰膝酸软、水臌胀、伤风咳嗽、火流痰等。

大元帅

【土家语】错布 cof buf

【国际音标】ts'o^{35} pu^{35}

【异名】血见飞。

【来源】为芸香科植物花椒 *Zanthoxylum bungeanum* Maxim. 的果皮根及叶。

【药性】性热，味麻、辣、苦。有小毒。

【功用】温胃止痛，驱蛔打虫，赶风除湿，升提固脱。用于胃脘冷痛、蛔虫病、风湿腿痛、脱肛等。

大风藤

【土家语】热书二拉此巴 ref sux ef lax cix bax

【国际音标】ze^{35} su^{55} e^{35} la^{55} ts'i^{55} pa^{55}

【异名】三角枫，爬墙虎，上树蜈蚣，百脚蜈蚣。

【来源】为五加科植物中华常春藤 *Hedera nepalensis* K. Koch

var. sinensis（Tobl.）Rehd. 的茎叶。

【药性】性热，味苦、淡。

【功用】赶寒除湿，舒经活络，散瘀疗伤，利水消肿。用于寒湿腿痛、小腿抽筋、跌打损伤、水肿病等。

大金刀

【土家语】科托托此巴 kox tortor cix bax

【国际音标】k'o[55] t'o[21] t'o[21] t'o[21] ts'i[55] pa[55]

【异名】牌骨风，青卷莲，肺经草。

【来源】为水龙骨科植物盾蕨 *Neolepisorus ovatus*（Bedd.）Ching. 的全草。

【药性】性微冷，味苦、淡、微辣。

【功用】赶火利尿，平喘止咳，活血疗伤，赶风除湿。用于尿积症、肺热咳喘、跌打损伤、风湿骨痛等。

大刺甲

【土家语】趴切 pav qier

【国际音标】p'a[53] tɕ'ie[21]

【异名】刺萝卜，牛倒嘴。

【来源】为菊科植物大蓟 *Cirsium japonicum* Fisch. ex DC. 的根及地上部分。

【药性】性冷，味甜、苦。

【功用】凉血止血，赶火止咯，除湿退黄，败毒生肌。用于血热出血、肺热咳嗽、黄疸病、水火烫伤等。

大通草

【土家语】通草此巴 tongx caox cix bsx

【国际音标】t'nŋ^{55} ts'au^{55} ts'i^{55} pa^{55}

【异名】白通草，五加风，大木通。

【来源】为五加科植物通脱木 *Tetrapanax papyriferus*（Hook.）K. Koch. 的茎髓。

【药性】性微冷，味甜、淡。

【功用】利尿消积，活血通经，下乳。用于尿积症、水臌胀、月经后期、乳汁不下等。

大救驾

【土家语】马吉爬当归 max jir par danx guix

【国际音标】ma^{55} tɕi^{21} p'a^{21} tan^{55} kui^{55}

【异名】马蹄当归，红马蹄炮，马蹄叶，捶头宝，冬苋菜三七。

【来源】为菊科植物蹄叶橐吾 *Ligularia fischeri*（Ledeb.）Turcz. 的根、根茎及全草。

【药性】性微冷，味辣。

【功用】活血通经，凉血止血，赶火败毒。用于跌打损伤、妇女经闭、血热出血、毒蛇咬伤等。

大叶花椒

【土家语】错布阿巴 cof buf ax bax

【国际音标】ts'o^{35} pu^{35} a^{55} pa^{55}

【异名】红三百棒，大元帅，见血飞，黄椒，刺三加。

【来 源】为芸香科植物刺异叶花椒 *Zanthoxylum dimorphophyllum* Hemsl. var. *spinifolium* Rehd. et. Wils 的根或根皮。

【药性】性热，味辣、麻、苦。

【功用】接骨疗伤，赶风除湿，赶气消胀，活血止痛。用于跌打骨折、风湿身痛、脘腹胀痛、行经腹痛等。

大疙瘩七

【土家语】利泽苦 lif cer kur

【国际音标】li^{35} $ts'e^{21}$ $k'u^{21}$

【异名】红升麻，土升麻，土苍术，毛三七，虎麻。

【来源】为虎耳草科植物大落新妇 *Astilbe grandis* Stapf ex Wils. 的根状茎及全草。

【药性】性微热，味苦、辣。

【功用】赶寒除湿，活血疗伤，发表止咳，赶风定晕。用于风湿关节痛、跌打损伤、风寒咳嗽、头晕头痛等。

大锯子草

【土家语】克欶此巴实克查 keif cix bax sir ker car

【国际音标】$k'ei^{35}$ $ts'i^{55}$ pa^{55} si^{21} $k'e^{21}$ $ts'a^{21}$

【异名】大女儿红，四轮草，血见愁，调经草。

【来源】为茜草科植物茜草 *Rubia cordifolia* L. 的根及全草。

【药性】性冷，味苦、甜。

【功用】凉血止血，益气养血，赶火败毒，截疟。用于血热出血、病后体虚、腰带疮、三分症等。

山木通

【土家语】抗苦卡二拉 kanr kux kar ef lax

【国际音标】$k'an^{21}$ $k'u^{55}$ $k'a^{21}$ e^{35} la^{55}

【异名】木通，万年藤，穿山藤。

【来源】为毛茛科植物女萎 *Clematis apiifolia* DC. 的根、茎及叶。

【药性】性热，味辣、淡、苦。一说有小毒。

【功用】利水消肿，赶寒除湿，通经下乳，赶风止痒。用于水肿病、风湿筋骨痛、乳汁不下、漆疮等。

山木香

【土家语】抗苦他色面姐几纳 kanr kux tax ser mianf jiex jix lar

【国际音标】k'an^{21} k'u^{55} t'a^{55} se^{21} mian^{35} tɕie^{55} tɕi^{55} la^{21}

【异名】小刺花，小红根，红刺根。

【来源】为蔷薇科植物小果蔷薇 *Rosa cymosa* Tratt. 的根及叶。

【药性】性微冷，味涩、苦。

【功用】涩尿止遗，除湿止痛，败毒敛疮。用于体虚遗尿、风湿骨痛、对口疮、水烫火伤等。

山乌龟

【土家语】抗苦聋古 kanr kux rongr gux

【国际音标】k'an^{21} k'u^{55} luŋ^{55} ku^{55}

【异名】白药子，铁秤砣，金线吊蛤蟆。

【来源】为防己科植物金线吊乌龟 *Stephania cepharantha* Hayata. 的块根。

【药性】性冷，味辣、苦。一说有小毒。

【功用】赶火败毒，赶气止痛，赶风除湿。用于痈疮肿毒、毒蛇咬伤、脘腹胀痛、风湿关节痛等。

山苍子

【土家名】巴梭尔 dax sox ex

【国际音标】pa^{55} so^{55} e^{55}

【异名】毕澄茄，山胡椒，山姜子，木姜子。

【来源】为樟科植物山鸡椒 *Litsea cubeba*（Lour.）Pers. 的全株及果实。

【药性】性热，味辣、微苦。

【功用】温中散寒，赶风发表，赶气消胀，活血疗伤。用于脘腹冷痛、风寒感冒、食积胀满、跌打损伤等。

山桐麻

【土家名】抗苦桐麻 kanr kux tongr mar

【国际音标】k'an^{21} k'u^{55} t'uŋ^{21} ma^{21}

【异名】白面风，白叶野桐。

【来源】为大戟科植物白背叶 *Mallotus apelta*（Lour.）Muell. – Arg. 的根、树皮及叶。

【药性】性微冷，味苦、涩。

【功用】赶火燥湿，止带止血，败毒消肿。用于湿热泄泻、摆白、摆红、疮疡肿毒等。

山扁豆

【土家语】抗若泽可皮 kanr kux cer kox pir

【国际音标】k'an^{21} k'u^{55} ts'e^{21} k'o^{55} p'i^{21}

【异名】黄花决明，夜合草，望江南，决明子。

【来源】为豆科植物含羞草决明 *Cassia mimosoides* L. 的全草及种子。

【药性】性冷，味甜、淡、微辣。

【功用】消水透湿，补血明目，赶风止痒，败毒消肿。用于水肿病、鸡蒙眼、漆疮、毒蛇咬伤等。

山鸡血藤

【土家名】抗苦 日阿 灭尔 二拉 kanr kux rar miex ef iax

【国际音标】k'an^{21} k'u^{55} za^{21} mie^{55} e^{35} la^{55}

【异名】绵绞藤，血藤。

【来源】为豆科植物香花崖豆藤 *Millettia dielsiana* Harms. 的根和藤茎。

【药性】性热，味甜、辣、微苦、微涩。

【功用】养血补气，壮骨强筋，赶风除湿，活血散瘀。用于气血不足、腰酸腿软、风湿关节痛、跌打损伤等。

千里明

【土家语】九灵光 jiux lenr guanx

【国际音标】tɕiu^{55} len^{21} kuaŋ^{55}

【异名】千里及，九灵光。

【来源】为菊科植物千里光 *Senecio scandens* Buch. – Ham. 的全草。

【药性】性冷，味苦、辣。有小毒。

【功用】败毒消肿，赶火明目，燥湿止泻，赶风止痒。用于痈疮肿毒、火眼病、湿热泻痢、风坨等。

千年老鼠屎

【土家语】热蛇不理 rer ser buflix

【国际音标】ze^{21} se^{21} pu^{35} li^{55}

【异名】天葵子，夏无踪，天去子，紫背天葵。

【来源】为毛茛科植物天葵 *Semiaquilegia adoxoides*（DC.）Makino. 的块根及全草。

【药性】性冷，味甜。

【功用】赶火败毒，消肿散结。用于痈肿疔疮、白口疮、毒蛇咬伤、内痔初期等。

小蓟

【土家语】他色被实克查 tax ser bif sir ker car

【国际音标】t'a^{55} se^{21} pi^{35} si^{21} k'e^{21} ts'a^{21}

【异名】青刺蓟、刺蓟菜，千针草。

【来源】为菊科植物刺儿菜 *Cirsium setosum*（Willd.）MB. 的全株。

【药性】性冷，味微苦。

【功用】凉血止血，除湿退黄，败毒消肿。用于血热出血、黄疸病、毒蛇咬伤、痈疮肿毒等。

小杆子

【土家语】杆子被 ganx zix bif

【国际音标】kan^{55} tsi^{55} pi^{35}

【异名】和山姜，山良姜，箭杆风，箭骨风，洋藿七。

【来源】为姜科植物山姜 *Alpinia japonica*（Thunb.）Miq. 的根茎。

【药性】性热，味辣、微苦。

【功用】温中止痛，散寒止，赶风除湿，活血疗伤。用于胃脘冷痛、风寒咳嗽、风湿筋骨痛、跌打损伤等。

小血藤

【土家语】灭尔 二拉被 miev ef iax bif

【国际音标】mie^{53} e^{35} la^{55} pi^{35}

【异名】南五味子，红木香，血风藤，内风消，内红消，紫金藤。

【来源】为五味子科植物长梗南五味子 *Kadsura longipedunculata* FinetetGagn. 的全株及果实。

【药性】藤、根：性热，味辣，微苦。果实：性热，味酸、咸、微甜。

【功用】活血疗伤，赶风通络，收敛止血，补虚敛汗。用于跌打损伤、风湿身痛、尿血、虚汗症等。

小菖蒲

【土家语】泽实托被 cer sir tof bif

【国际音标】$ts'e^{21}$ si^{21} $t'o^{35}$ pi^{35}

【异名】小菖蓬。

【来源】为天南星科植物石菖蒲 *Acorus tatarinowii* Schott. 的根茎。

【药性】性热，味辣、苦。

【功用】开窍醒神，赶气止痛，赶风除湿。用于神昏不醒、耳聋窍闭、心气痛、风湿关节痛等。

小过路黄

【土家语】拉卡王嘎拉被 lax kax wanr gax lax bif

【国际音标】la^{55} $k'a^{55}$ wan^{21} ka^{55} la^{55} pi^{35}

【异名】女儿黄，九莲灯，风寒草，仙人对坐草。

【来源】为报春花科植物聚花过路黄 *Lysimachia christinae* Hance. 的全草。

【药性】性微冷，味淡、甜、辣。

【功用】利尿化石，补虚养血，赶气除胀，败毒消肿。用于尿路结石、黄肿病、脘腹胀满、毒蛇咬伤等。

小龙胆草

【土家语】给司卡普 gex six kax pux

【国际音标】ke^{55} si^{55} $k'a^{55}$ $p'u^{55}$

【异名】九月花，青鱼胆草，草龙胆，龙胆草。

【来源】为龙胆科植物红花龙胆 *gentiana rhodantha* Franch. ex Hem－sl. 的全株。

【药性】性冷，味苦。

【功用】赶火燥湿，败毒消肿，活血疗伤，赶食和胃。用于湿热泻痢、牙龈肿痛、跌打损伤、脘痞纳呆等。

小金钱草

【土家语】铜钱被席克查 tongr qianr bif xir ker car

【国际音标】$t'u\eta^{21}$ $t\mathrm{c}'ian^{21}$ pi^{35} $\mathrm{c}i^{21}$ $k'e^{21}ts'a^{21}$

【异名】小马蹄，黄胆草，痨病草。

【来源】为旋花科植物马蹄金 *Dichondra repens* Forst. 的全草。

【药性】性冷，味苦、淡、辣。

【功用】透湿退黄，利尿排石，赶火败毒，活血疗伤。用于黄疸病、尿路结石、肺痨病、跌打扭伤等。

小鱼蜡树

【土家语】虎不卡蒙被 hux bur kar mongr bif

【国际音标】xu^{55} pu^{21} $k'a^{21}$ $mu\eta^{21}$ pi^{35}

【异名】小冬青，小蜡树，米腊树。

【来源】为木犀科植物小蜡 *Ligustrum sinense* Lour. 的叶及

树皮。

【药性】性冷，味苦。

【功用】败毒消肿，赶火止血，杀虫止痒。用于水火烫伤、毒蛇咬伤、咯血、顽癣等。

飞落伞

【土家语】忙泽席克查 manr cer xir ker car

【国际音标】man[21] ts'e[21] ɕi[21] k'e[21] ts'a[21]

【异名】乳汁草，黄花地丁，矮脚蒲公英。

【来源】为菊科植物蒲公英 *Taraxacum mongolicum* Hand. Mazz. 的全株。

【药性】性冷，味苦、淡。

【功用】败毒消肿，透湿退黄，赶火明目，利尿消积。用于奶疡疔疮、黄疸病、火眼病、尿积症等。

子上叶

【土家语】布里嘎尔他 buf lix gar ex tax

【国际音标】pu[35] li[55] ka[21] e[55] t'a[55]

【异名】单飞燕，石仙桃，七仙桃，瓜子莲，果上叶。

【来源】为兰科植物麦斛 *Bulbophyllum inconspicuum* Maxim. 的全草。

【药性】性冷，味甜、辣。

【功用】补肾益精，润肺止咯，赶火止惊，活血疗伤。用于无子症、肺痨干咯、小儿惊风、跌打损伤等。

马桑树

【土家语】马桑卡蒙 max sanx kar mongr

【国际音标】ma^{55} san^{55} $k'a^{21}$ $mu\eta^{21}$

【异名】上天梯，蛤蟆树，阿斯木。

【来源】为马桑科植物马桑 *Coriaria nepalensis* Wall. 的根及叶。

【药性】性微冷，味辣、酸。有小毒。

【功用】开窍醒神，赶火败毒，打虫。用于跌坠昏迷、水火烫伤、癫狗咬伤、钩虫病等。

马蹄香

【土家语】泽哭惹子 cer kur rev zix

【国际音标】$ts'e^{21}$ $k'u^{21}$ ze^{53} tsi^{55}

【异名】土细辛，四两麻，马蹄细辛，花脸细辛。

【来源】为马兜铃科植物杜衡 *Asarum forbesii* Maxim. 的全株。

【药性】性热，味苦、辣、麻。

【功用】赶寒止痛，发表止咳，活血疗伤，败毒消肿。用于寒湿筋骨痛、风寒感冒、跌打伤痛、毒蛇咬伤等。

四画

王连

【土家语】日阿吉早子莲 rar jir zaox zix lianr

【国际音标】za^{21} $t\c{c}i^{21}$ $tsau^{55}$ tsi^{55} $lian^{21}$

【异名】鸡爪黄连，川连，支连。

【来源】为毛茛科植物黄连 *Coptis chinensis* Franch. 的根茎。

【药性】性冷，味苦。

【功用】败毒止痢，赶火止痛，除烦安神，消肿散结。用于湿热泻痢、胃脘灼痛、高烧心烦、内痔肿痛等。

开喉箭

【土家语】空底痛 日阿 kongx dix tongf rav

【国际音标】k'uŋ^{55} ti^{55} t'uŋ^{35} za^{53}

【异名】百两银，三两金，山豆根，鬼打伞，金锁匙，大罗伞。

【来 源】为紫金牛科植物朱砂根 *Ardisia crenata* Sims. 的根。

【药性】性冷，味苦、辣。

【功用】赶火败毒，活血疗伤，赶气止痛。用于喉蛾、毒蛇咬伤、跌打损伤、胃脘痛等。

天麻

【土家语】墨泽库 mef cer kuf

【国际音标】me^{35} ts'e^{21} k'u^{35}

【异名】自动草，定风草，神草，赤箭，明麻。

【来源】为兰科植物天麻 *Gastrodia elata* Bl. 的块茎。

【药性】性平，味辣、甜。

【功用】赶风止痉，定眩止晕，除湿止痛。用于痉挛抽搐、头晕目眩、风湿关节痛、偏正头痛等。

天茄子

【土家语】墨卡且且 mef kax qiex qiex

【国际音标】mie^{35} k'a^{55} tɕ'ie^{55} tɕ'ie^{55}

【异名】天泡子，地泡子，苦菜。

【来源】为茄科植物龙葵 *Solanum nigrum* L. 的全草。

【药性】性冷，味苦、淡。一说有小毒。

【功用】赶火利尿，除湿止带，败毒敛疮。用于尿积症、感冒发热、摆白、脓疱疮等。

天泡子

【土家语】灯笼席克查 denx longr xir ker car

【国际音标】ten^{55} luŋ^{21} çi^{21} k'e^{21} ts'a^{21}

【异名】灯笼草，鬼灯笼，响泡子。

【来源】为茄科植物苦蘵 *Physalis angulata* L. 的全草。

【来性】性冷，味苦。

【功用】赶火败毒，杀虫止痛。用于天疱疮、喉蛾、蜈蚣咬伤、虫牙痛等。

天青地白

【土家语】墨烂嘎里阿石 mef lanf gax liv ar sir

【国际音标】me^{35} lan^{35} ka^{55} li^{53} a^{21} si^{21}

【异名】翻底白，雷公青，叶下白。

【来源】为菊科植物细叶鼠曲草 *Gnaphalium japonicum* Thunb. 的全草。

【药性】性微冷，味甜。

【功用】赶火止咯，健胃化积，败毒消肿。用于肺热咳嗽、小儿疳积、狗咬伤、鹅口疮等。

元宝草

【土家语】窝炸起痛 wov zaf qix tongf

【国际音标】wo^{53} tsa^{35} tç'i^{55} t'uŋ^{35}

【异名】上天梯，对月草，蛇开口，刘寄奴，穿心草。

【来源】为藤黄科植物元宝草 *Hypericum sampsonii* Hance. 的全草。

【药性】性冷，味苦、辣。

【功用】活血调经，疗伤止痛，除湿退黄，败毒消肿。用于月经不调、跌打损伤、黄疸病、毒蛇咬伤等。

无娘藤

【土家语】业太二拉 nier taif ef lax

【国际音标】ȵie^{21} t'ai^{35} e^{5} la^{55}

【异名】大菟丝子，黄丝藤，金丝藤，无爹娘。

【来源】为旋花科植物金灯藤 *Cuscuta japonica* Choisy. 的藤茎及种子。

【药性】性冷，味辣。一说有小毒。

【功用】活血溜胎，败毒散结，赶风止痒，赶火明目。用于引产下胎、九子疡、风坨、火眼病等。

木子树

【土家语】木油卡蒙 muf your kar mongr

【国际音标】mu^{35} jau^{21} k'a^{21} muŋ^{21}

【异名】蜡子树，蜡烛树，乌油木。

【来源】为大戟科植物乌桕 *Sapium sebiferum*（L.）Roxb. 的根和叶。

【药性】性微冷，味苦、淡。有小毒。

【功用】消水退肿，赶火败毒，化痰排脓。用于水肿病、毒蛇咬伤、枪伤肿痛、火流等。

五爪风

【土家语】及密翁龙惹书 jir mif ongx longr ref sux

【国际音标】tɕi^{21} mi^{35} uŋ^{55} luŋ^{21} ze^{35} su^{55}

【异名】五爪龙，五皮风，蛇含。

【来源】为蔷薇科植物蛇含委陵菜 *Potentilla kleiniana* Wight et Arn. 的全株。

【药性】性冷，味苦。

【功用】败毒消肿，赶火止痉。用于腰带疮、毒蛇咬伤、喉蛾、小儿惊风等。

五爪龙

【土家语】及密翁龙铺 jir mif ongx longr puf

【国际音标】tɕi^{21} mi^{35} uŋ^{55} luŋ^{21} p'u^{35}

【异名】地五爪龙，猪婆藤。

【来源】为葡萄科植物乌蔹莓 *Cayratia japonica*（Thunb.）Gagnep. 的全草或根。

【药性】性冷，味辣、酸、苦。

【功用】赶火败毒，活血疗伤，赶风除湿。用于痈疮肿毒、水火烫伤、跌打损伤、风湿腿痛等。

五加皮

【土家语】他色五加他爬 tax ser wur jiax tax par

【国际音标】t'a^{55} se^{21} wu^{55} tɕia^{55} t'a^{55} p'a^{21}

【异名】刺五加，南五加皮，木骨。

【来源】为五加科植物细柱五加 *Acanthopanax gracilistylus* W. W. Smith. 的根皮。

【药性】性热，味辣、甜、苦。

【功用】补肾健骨，活血疗伤，赶风除湿，败毒消肿。用于腰膝酸痛、跌打损伤、寒湿骨痛、毒蛇咬伤等。

五步蛇

【土家语】翁吉窝 ongx jir wov

【国际音标】uŋ55 tɕi21 wo53

【异名】蕲蛇，大白花蛇，百步蛇，棋盘蛇，赛鼻蛇。

【来源】为蝰科类动物尖吻蝮 *Agkistrodon acutus*（Guenther）除去内脏的干燥全体。

【药性】性热，味甜、咸。有毒。

【功用】止痉定惊，祛风散寒，活血通络。用于痉挛抽搐、寒湿筋骨痛、半身瘫痪、坐骨神经痛等。

五倍子

【土家语】乌贝子 wux beif zix

【国际音标】wu55bei35tsi55

【异名】漆（七）倍子，木附子，百虫仓。

【来源】为漆树科植物盐肤木 *Rhus chinensis* Mill. 的虫瘿。

【药性】性平，味涩。

【功用】固精缩尿，收敛止汗，涩肠止泻，杀虫止痛。用于跑马遗尿、入睡出汗、久泻久痢、虫牙痛等。

五花血藤

【土家语】卡普灭尔二拉 kax pux miev ef lax

【国际音标】k'a55 p'u55 mie53 e35 la55

【异名】花血藤，穿尖龙，血灌肠，红藤。

【来源】为木通科植物大血藤 *Sargentodoxa cuneata*（Oliv.）Rehd. et Wils. 的藤茎。

【药性】性平，味辣、微苦。

【功用】活血通经，赶风除湿，杀虫止痛。用于经闭腹痛、跌打损伤、风湿骨痛、母猪症等。

见风消

【土家语】筛桶卡 saix tongx kar

【国际音标】sai^{55} t'uŋ^{55} k'a^{21}

【异名】见肿消，雷公杆，雷公高。

【来源】为樟科植物狭叶山胡椒 *Lindera angustifolia* Cheng. 的根或茎叶。

【药性】性热，味辣、苦。

【功用】赶气消胀，赶风散寒，除湿止痛，活血疗伤。用于脘腹胀痛、风寒头痛、寒湿关节痛、跌打损伤等。

见肿消

【土家语】浮移辽消 hur jir laor xiaox

【国际音标】xu^{21} ji^{21} lau ɕiau^{55}

【异名】山葡萄，千斤藤，野葡萄。

【来源】为葡萄科植物刺葡萄 *Vitis davidii*（Roman.）Foex. 的根和藤茎。

【药性】性微冷，味辣、甜、酸。

【功用】赶风止痛，润肺止咳，止遗缩尿，败毒消肿。用于风湿骨痛、干咳无痰、跑马遗尿、痈疮肿毒等。

毛当归

【土家语】是嘎当归 sif gaf danx guix

【国际音标】si^{35} ka^{35} tan^{55} kui^{55}

【异名】前胡，土当归，鸭脚当归，芹菜七。

【来源】为伞形科植物紫花前胡 *Angelica decursiva*（Miq.）Franch. et Sav. 的根。

【药性】性微冷，味苦、辣。

【功用】赶火止咯，发表退烧，赶风止痛，存活婴儿。用于肺热咳嗽、风热感冒、伤风头痛、婴儿不易存活等。

毛乌金

【土家语】是嘎细辛 sif gax xif xinx

【国际音标】si^{35} ka^{55} $ɕi^{35}$ $ɕin^{55}$

【异名】胡椒七，乌金七，毛细辛，毛马兜铃，土细辛。

【来源】为马兜铃科植物尾花细辛 *Asarum caudigerum* Hance. 的全草。

【药性】性热，味辣、麻、微苦。小毒。

【功用】赶气镇痛，散寒除湿，祛风通络，活血疗伤。用于绞肠痧、寒湿骨痛、风寒头痛、跌打伤痛等。

毛猴子

【土家语】是嘎尔 sif gax ev

【国际音标】si^{35} ka^{35} e^{53}

【异名】黄药子，毛肾子，铁秤砣。

【来源】为薯蓣科植物黄独 *Dioscorea bulbifera* L. 的块茎。

【药性】性冷，味苦、咸、涩。有小毒。

【功用】凉血止血，散结消肿，赶火败毒。用于血热出血、大脖子病、天疱疮、狗咬伤等。

牛王刺

【土家语】务他色 wuf tax ser

【国际音标】wu^{35} $t'a^{55}$ se^{21}

【异名】牛头刺，黄牛刺，鸟不落。

【来源】为豆科植物云实 *Caesalpinia decapetala* (Roth) Alston. 的根、根皮和嫩尖。

【药性】性微冷，味辣、苦。

【功用】活血疗伤，赶风除湿，发表败毒。用于跌打损伤、风湿腰痛、伤风感冒、天蛇头等。

牛血莲

【土家语】务灭尔莲 wuf miev lianr

【国际音标】wu^{35} mie^{53} $lian^{21}$

【异名】称陀七，朱砂莲，恶边，血葫芦，血当归，雄黄七，红孩儿。

【来源】为薯莨科植物薯莨 *Dioscorea cirrhosa* Lour. 的块茎。

【来性】性平，味涩、甜、微苦。

【功用】收敛止血，活血疗伤，除湿止痛，补虚养血。用于多种出血、跌打损伤、风湿腰腿痛、血虚症等。

牛奶奶

【土家语】务忙 wuf manr

【国际音标】wu^{35} man^{21}

【异名】葛枣猕猴桃，钻地风，羊桃。

【来源】为猕猴桃科植物木天蓼 *Actinidia polygama* (Sieb. et Zucc.) Miq. 的全株。

【药性】性微热，味苦、辣。

【功用】赶风除湿，活血通络，赶气止痛。用于风湿身痛、半身瘫痪、跌打损伤、疝气肿痛等。

公母草

【土家语】阿把尼嘎席克査 ax bax nir gar xir ker car

【国际音标】a^{55} pa^{55} ɳi^{21} ka^{21} ɕi^{21} ke^{21} ts'a^{21}

【异名】小夜关门，三叶人字草。

【来源】为豆科植物鸡眼草 *Kummerowia striata*（Thunb.）Schneidl. 的全草。

【药性】性冷，味苦、甜、微辣。

【功用】赶火发表，燥湿止泻，健胃消积，补虚明目。用于风热感冒、暑湿腹泻、小儿疳积、鸡蒙眼等。

月月红

【土家语】拉司黑欸列免姐 lax six heix ler mianx jiex

【国际音标】la^{55} si^{55} xei^{55} lie^{21} mian^{55} tɕie^{55}

【异名】四季花，月月在。

【来源】为蔷薇科植物月季花 *Rosa chinensis* Jacq. 的花、根及叶。

【药性】性热，味苦、辣，微涩。

【功用】祛瘀助孕，止血调经，活血疗伤，赶寒除湿。用于瘀阻不孕、摆红不孕、跌打损伤、风湿关节痛等。

风轮菜

【土家语】热书轮子哈车 ref snx lunr zir hax cex

【国际音标】ze^{35} su^{55} lun^{21} tsi^{21} xa^{55} ts'e^{21}

【异名】四季青，星花草，风火草。

【来源】为唇形科植物细风轮菜 *Clinopodium gracile*（Benth.）

Matsum. 的全草。

【药性】性微冷，味苦、辣。

【功用】赶气消食，赶火除湿，活血疗伤，赶风止痒。用于食积腹胀、湿热水泻、扭伤肿痛、风坨等。

乌金草

【土家语】尔他是嘎细辛 ex tax sif gar xif xinx

【国际音标】e^{55} $t'a^{55}$ si^{35} ka^{55} $ɕi^{35}$ $ɕin^{55}$

【异名】土细辛，毛叶细辛。

【来源】为马兜铃科植物双叶细辛 *Asarum caulescens* Maxim. 的全草。

【药性】性热，味辣、麻、微苦。有小毒。

【功用】赶气镇痛，散寒止咯，祛风除湿，活血疗伤。用于绞肠痧、肺寒咳嗽、寒湿关节痛、跌打伤痛等。

乌梢公

【土家语】乌梢窝 wux saox wov

【国际音标】wu^{55} sau^{55} wo^{53}

【异名】乌风蛇，乌蛇，青蛇，刺刀背，剑脊蛇。

【来源】为游蛇科动物乌梢蛇 *Zaocys dhumnades*（Cantor）除去内脏的全体。

【药性】性平，味甜。

【功用】赶风止痉，除湿散寒，通经活络。用于羊癫风、小儿惊风、风湿骨痛、半身瘫痪等。

乌龙摆尾

【土家语】铺列蓬起七 puf lier pongf qix qir

【国际音标】p'u^{35} lie^{21} p'nŋ^{35} tɕ'i^{55} tɕ'i^{21}

【异名】乌泡，过江龙，老鸦泡，倒水莲。

【来源】为蔷薇科植物灰白毛莓 *Rubus tephrodes* Hance. 的根及叶。

【药性】性微热，味涩、苦。

【功用】收敛止血，散寒除湿，化瘀疗伤，活血通经。用于吐血便血、寒湿骨痛、跌打损伤、血瘀经闭等。

文王一支笔

【土家语】日阿里科倮七 rar liv kox lox qir

【国际音标】za^{21} li^{53} k'o^{55} lo^{55} tɕ'i^{21}

【异名】鸡心七，借母怀胎，寄生黄，笔包七。

【来源】为蛇菰科植物筒鞘蛇菰 *Balanophora involucrata* Hook. f. 的全草。

【药性】性平，味微甜、微辣、微涩。

【功用】润肺止咯，赶气止痛，止血调经，补肾涩精。用于多种咳嗽、胃脘胀痛、摆红、男子跑马等。

火炭母

【土家语】墨青麦七 mef qinx mier qir

【国际音标】me^{35} tɕ'in^{55} mie^{21} tɕ'i^{21}

【异名】天荞麦，山荞莲，鸡骨七，溜子七。

【来源】为蓼科植物火炭母草 *Polygonum chinense* L. 的全株。

【药性】性冷，味辣、微苦。

【功用】赶火燥湿，败毒消肿，化痰止咳，利胆退黄。用于湿热泻痢、喉蛾、肺热咳嗽、黄疸病等。

巴岩香

【土家语】热书二拉 ref sux ef iax

【国际音标】ae^{35} su^{53} e^{35} la^{55}

【异名】丁公藤，风藤，南藤。

【来源】为胡椒科植物石南藤 *Piper wallichii*（Miq.）Hand.-Mazz. 的全株。

【药性】性热，味辣、苦、气香。

【功用】赶风除湿，赶寒发表，活血疗伤，赶气止痛。用于寒湿关节痛、风寒感冒、跌打损伤、胃脘胀痛等。

巴岩姜

【土家语】阿巴科苏 ar bax kox kux

【国际音标】a^{21} pa^{55} $k'o^{55}$ su^{55}

【异名】骨碎补，爬山虎，猴姜，毛姜，石姜。

【来源】为槲蕨科植物槲蕨 *Drynaria fortunei*（Kunze）J. Smith. 的根茎。

【药性】性热，味甜、苦。

【功用】温肾强腰，续筋接骨，赶寒除湿，败毒消肿。用于肾虚腰痛、跌打骨折、寒湿关节痛、痈疮肿毒等。

巴把蔸

【土家语】螃嗄替米 panr gar tif mix

【国际音标】$p'an^{21}$ ka^{55} $t'i^{35}$ mi^{55}

【异名】铁菱角，螃蟹蔸，冷饭团，仙遗粮。

【来源】为百合科植物土茯苓 *Smilax glabra* Roxb. 的块茎。

【药性】性微冷，味甜、淡、辣。

【功用】赶风止痛，赶火除湿，赶食化积，败毒散结。用于风湿腿痛、湿热腹泻、小儿疳积、九子疡等。

双飞燕

【土家语】麦查苦里捏龙日阿 mef cax kux lix niex longx rax

【国际音标】me^{35} ts'a^{55} k'u^{55} li^{55} ȵie^{55} luŋ^{55} za^{55}

【异名】子上叶，果上叶、双叶石枣，百子莲，小石仙桃。

【来源】为兰科植物细叶石仙桃 *Pholidota cantonensis* Rolfe. 的全草或假鳞茎。

【药性】性微冷，味微甜、微涩、微苦。

【功用】养阴润肺，赶火止咯，收敛止血，赶风除湿。用于肺痨干咳、肺热咳嗽、月经过多、风湿关节痛等。

水杨梅

【土家语】泽杨梅 cer yanr meir

【国际音标】ts'e^{21} jan^{21} mei^{21}

【别 名】假杨梅，水杨柳，绣球柳，绣球花。

【来源】为茜草科植物细叶水团花 *Adina rubella* Hance. 的花果、叶、及根。

【药性】性微冷，味涩、苦、微辣。

【功用】涩肠止泻，赶火退烧，散瘀止痛，赶风止痒。用于暑湿水泻、感冒高烧、跌打伤痛、漆疮等。

水皂角

【土家语】泽切可皮 cer qier kox pir

【国际音标】ts'e^{21} tç'ie^{21} k'o^{55} p'i^{21}

【异名】野皂角，野含羞草，田边夜关门，合萌。

【来源】为豆科植物田皂角 *Aeschynomene indica* L. 的地上部分。

【药性】性微冷，味甜、苦。

【功用】健胃赶食，赶火除湿，凉血止血，升提固脱。用于小儿疳积、湿热腹泻、血热吐血、脱肛等。

水菖蒲

【土家语】泽菖蒲 cer canx pux

【国际音标】ts'e^{21} ts'an^{55} p'u^{55}

【异名】家菖蒲，泥菖蒲，大叶菖蒲，白菖蒲，臭菖蒲。

【来源】为天南星科植物菖蒲 *Acorus calamus* L. 的根茎。

【药性】性热，味辣、苦、淡。

【功用】赶气止痛，活血通经，化痰开窍，败毒辟秽。用于脘腹胀满、痛经、羊癫风、驱邪防病等。

水黄连

【土家语】泽黄连 cer huanr lianr

【国际音标】ts'e^{21} xuan^{21} lian^{21}

【异名】鱼胆草，青鱼胆草，河风草，水灵芝。

【来源】为龙胆科川东獐牙菜 *Sweria davidi* Franch。的全草。

【药性】性冷，味苦。

【功用】燥湿止泻，赶火败毒，消肿止痛。用于湿热泻痢、喉蛾、腰带疮、毒蛇咬伤等。

五 画

玉簪花

【土家语】母糯替三七 mux lof tix sanx

【国际音标】mu55 lo55 t'i55 san55 tç'i21

【异名】紫玉簪，竹节三七，石玉簪。

【来源】为百合科植物紫萼 *Hosta ventricosa*（Salisb.）Stearn. 的全草及根。

【药性】性冷，味辣、苦。

【功用】赶火败毒，除湿化痰等，活血消肿。用于痈疮肿毒、寒流痰、喉蛾、外伤肿痛等。

艾蒿

【土家语】阿八米哈克思 ar bar miv har kex six

【国际音标】a21 pa21 mi53 xa21 k'e55 si55

【异名】灸草，艾叶，蕲艾。

【来源】为菊科植物艾 *Artemisia argyi* Level. et Vant. 的叶及全草。

【来性】性热，味辣、涩、苦。

【功用】散寒止痛，收敛止血，活血调经、燥湿止带。用于脘腹冷痛、多种出血、月经不调、摆白等。

石剑

【土家语】阿巴剑 ar bax jianf

【国际音标】a21 pa55 tçian35

【异名】飞刀剑、剑叶一支枪。

【来源】为水龙骨科植物石韦 *Pyrrosia lingua*（Thunb.）Farw. 的全草。

【药性】性冷，味淡、苦。

【功用】利尿排石，消水退肿，活血疗伤，赶火止咳。用于尿路结石、水肿病、跌打损伤、肺热咳嗽等。

石羔

【土家语】是高 sif gaox

【国际音标】si^{55} kau^{55}

【异名】白虎，冰石。

【来源】为硫酸盐类石膏族矿物石膏 *Gypsum*。

【药性】性冷，味淡。

【功用】赶火止咳，败毒消肿，收敛止泻。用于高烧不退、肺热咳嗽、牙龈肿痛、小儿水泻等。

石吊兰

【土家语】阿泽兰 ar cer lanr

【国际音标】a^{21} $ts'e^{21}$ lan^{21}

【异名】岩豇豆，岩石兰，岩散气。

【来源】为苦苣苔科植物石吊兰 *Lysionotus pauciflorus* Maxim. 的全草。

【药性】性热，味辣、苦、淡。

【功用】赶寒止咯，活血止痛，赶风除湿，利尿排石。用于风寒咳嗽、跌打损伤、风湿骨痛、尿路结石等。

石酒草

【土家语】阿八惹席克查 ar bar ref xir ker car

【国际音标】a^{21} pa^{21} ze^{35} $ç i^{21}$ $k'e^{21}$ $s'a^{21}$

【异名】金菊花，金线花。

【来源】为菊科植物旋覆花 *Inula japonica* Thunb. 的花序及全草。

【药性】性微热，味辣、苦。

【功用】化痰止咯，赶风散寒，降逆止呕，败毒消肿。用于咳嗽痰多、风寒感冒、恶心呕吐、疮疖肿毒等。

石香薷

【土家语】阿八香薷 ar bar xianx rux

【国际音标】a^{21} pa^{21} $çian^{55}$ zu^{55}

【异名】香薷草，小金刚草，岩香草，细叶香薷，土香薷。

【来源】为唇形科植物华荠苧 *Mosla chinensis* Maxim. 的全草。

【药性】性微热，味辣、苦。

【功用】赶寒发表，燥湿止泻，赶气消胀，杀虫止痒。用于风寒感冒、暑湿水泻、脘闷腹胀、阴部瘙痒等。

石蜈蚣

【土家语】阿八蜈蚣 ar bar wur gongr

【国际音标】a^{21} pa^{21} wu^{21} $ku\eta^{21}$

【异名】岩蜈蚣，岩蚂蟥，岩白菜，石螃蟹，红蚂蟥七。

【来源】为苦苣苔科植物蚂蝗七 *Chirita fimbrisepala* Hand. -Mazz. 的根茎及全草。

【药性】性微冷，味微辣、微甜，微苦。一说有小毒。

【功用】活血疗伤，赶食化积，赶火燥湿，败毒消肿。用于跌打损伤、小儿疳积、腹痛腹泻、猴儿疱等。

龙杯七

【土家语】热科书 rer kox sux

【国际音标】ze^{21} $k'o^{55}$ su^{55}

【异名】黄精，罗汉七，九龙杯，兵盘七。

【来源】为百合科植物多花黄精 *Polygonatum sibiricu* Delar. ex Redoute. 的根茎。

【药性】性平，味甜。

【功用】滋补三元，益气生血，健胃消食，强腰壮骨。用于肺虚干咯、气血不足、胃虚食少、腰膝酸软等。

龙胆草

【土家语】铺胆席克查 puf danx xir ker car

【国际音标】pu^{35} tan^{55} $\c{c}i^{21}$ $k'e^{21}$ $ts'a^{21}$

【异名】地胆草，胆草，草龙胆。

【来源】为龙胆科植物龙胆 *Gentiana scabra* Bunge. 的根及根茎。

【药性】性冷，味苦。

【功用】赶火明目，燥湿止痒，败毒消肿。用于火眼病、妇女阴痒、阴囊湿疹、毒蛇咬伤等。

龙船泡

【土家语】色克他嘎布里 ser ker tafgax buf lix

【国际音标】se^{21} $k'e^{55}$ $t'a^{35}$ ka^{55} pu^{35} li^{55}

【异名】倒生根，覆盆子，爬船泡，爬船莓。

【来源】为蔷薇科植物插田泡 *Rubus coreanus* Miq. 的根及叶。

【药性】性微冷，味涩、苦、辣。

【功用】收敛止血，燥湿止泻，赶风止痛，败毒敛疮。用于多种出血、湿盛腹泻、风湿关节痛、水火烫伤等。

打不死

【土家语】哈社他 har sef tax，

【国际音标】xa^{21} se^{35} $t'a^{55}$

【异名】牛耳草，九死还阳草，四瓣草，翻魂草，八宝茶。

【来源】为苦苣苔科植物猫耳朵 *Boea hygrometrica*（Bunge）R. Br. 的全草。

【药性】性平，味辣、苦、涩。

【功用】活血疗伤，收敛止血，止咯化痰，败毒消肿。用于跌打损伤、大便出血、咳嗽痰多、疮疡肿毒等。

打不烂

【土家语】哈得他 har der tax

【国际音标】xa^{21} te^{21} $t'a^{55}$

【异名】一代宗，豌豆七，还阳参，小观音莲，接骨丹。

【来源】为景天科植物菱叶红景天 *Rhodiola henryi*（Diels）S. H. Fu. 的全草。

【药性】性平，味辣、甜、涩。

【功用】活血疗伤，镇静安神，赶风止痛，收敛止血。用于跌打损伤、失眠、风湿腿痛、刀伤出血等。

田边菊

【土家语】色克踏菊 ser ker tar jir

【国际音标】se^{21} $k'e^{21}$ $t'a^{21}$ $tɕi^{21}$

【异名】路边菊，鸡儿肠，马兰丹。

【来源】为菊科植物马兰 *Kalimeris indica*（L.）Sch. – Bip. 的全株。

【药性】性冷，味辣、苦、涩。

【功用】赶火败毒，赶气止痛，固崩止血，赶风发表。用于疮疡肿毒、岔气痛、摆红、伤风感冒等。

田基黄

【土家语】洒意那 sav yif lax

【国际音标】sa^{53} ji^{35} la^{55}

【异名】鸭舌草，细叶黄，小王不留行，光明草。

【来源】为藤黄科植物地耳草 *Hypericum japonicum* Thunb. ex Murray. 的全草。

【药性】性冷，味淡、辣。

【功用】透湿退黄，赶火明目，败毒消肿，活血止痛。用于黄疸病、火眼病、毒蛇咬伤、跌伤肿痛等。

四方麻

【土家语】惹拉别麻 rev lax bier maf

【国际音标】ze^{53} la^{55} pie^{21} ma^{35}

【异名】四轮草，大小梯，青鱼胆。

【来源】为玄参科植物四方麻 *Veronicastrum cauloptera*（Hance）Yamazaki. 的全草。

【药性】性冷，味苦，涩。

【功用】赶火燥湿，败毒消肿，收敛止血。用于暑湿腹泻、毒蛇咬伤、疮疡疔疖、刀伤出血等。

四方消

【土家语】惹拉别消 rev laxbier xiaox

【国际音标】ze^{53} la^{55} pie^{21} $ɕiau^{55}$

【异名】四方艾，六耳棱，六耳消，鹿耳翎。

【来源】为菊科植物六棱菊 *Laggera alata*（D. Don）Sch. -Bip. 的全草及根。

【药性】性平，味辣、苦。

【功用】赶气消胀，赶风除湿，利水退肿，败毒止痛。用于脘腹胀满、风湿骨痛、水肿病、毒蛇咬伤等。

四两麻

【土家语】惹子麻 rev zix mar

【国际音标】ae^{53} tsi^{55} ma^{21}

【异名】细辛，土细辛，南细辛，四匹香，金盆草。

【来源】为马兜铃科植物华细辛 *Asarum sieboldii* Miq. 的全株。

【药性】性热，味辣、麻、苦。小毒。

【功用】赶寒止痛，赶风发表，赶气活血，杀虫止痛。用于筋骨冷痛、风寒感冒、跌伤肿痛、虫牙痛等。

四块瓦

【土家语】瓦惹西 wax rev xix

【国际音标】wa^{55} ze^{53} $ɕi^{55}$

【异名】四片瓦，四叶莲，四叶一枝花，四散风，四大天王。

【来源】为报春花科植物落地梅 *Lyimachia paridiformis*

Franch. 的全草。

【药性】性热，味辣、苦、微甜。

【功用】活血通经，散寒燥湿，赶风止痛，补气养血。用于产后瘀血腹痛、腹痛腹泻、风湿腰痛、气血不足等。

四棱草

【土家语】借克欸克欸 席克查 jief keif keix xir ker car

【国际音标】tɕie^{35} k'ei^{35} k'ei^{55} ɕi^{21} k'e^{21} k'e^{21}ts'a^{21}

【异名】龙胆草，土黄连，花青鱼胆草，肝炎草，翼梗獐牙菜。

【来源】为龙胆科植物显脉獐牙菜 *Swertia nervosa*（G. Don）Wall. ex C. B. Clarke. 的全草。

【药性】性冷，味苦。

【功用】赶火止泻，除湿退黄，败毒消肿，调经。用于湿热泻痢、黄疸病、喉蛾、月经不调等。

四大天王

【土家语】尔他惹欸麻 ex tax reveix mar

【国际音标】e^{55} t'a^{55} ze^{53} ei^{55} ma^{21}

【异名】四叶箭，四叶麻，老君须，土细辛。

【来源】为金粟兰科植物及己 *Chloranthus serratus*（Thunb.）Roem. et Schult. 的根及全草。

【药性】性热，味辣、苦。有毒。

【功用】赶寒除湿，活血疗伤，败毒消肿，杀虫止痒。用于寒湿骨痛、跌打损伤、痈疮初期、头癣等。

仙桃草

【土家语】鲁嘎阿沙席克查 lux gax ax sax xir ker car

【国际音标】lu^{55} ka^{55} a^{55} sa^{55} $ɕi^{21}$ $k'e^{21}ts'a^{21}$

【异名】接骨草，接骨仙桃，小虫草，蟠桃草。

【来源】为玄参科植物蚊母草带虫瘿 *Veronica peregrina* L. 的全草。

【药性】性平，味涩、辣、苦。

【功用】收敛止血，活血疗伤，通经止痛，败毒消肿。用于多种出血、跌打损伤、痛经、毒蛇咬伤等。

白果

【土家语】布利阿十 buf lix ar sir

【国际音标】pu^{35} li^{55} a^{21} si^{21}

【异名】白果树，公孙树，鸭掌树，鸭脚。

【来源】为银杏科植物银杏 *Ginkgo biloba* L. 的种子及根。

【药性】性平，味甜、苦、涩。有小毒。

【功用】固精缩尿，止咯平喘，抗痨杀虫，收湿止带。用于跑马遗尿、咳嗽气喘、肺痨病、摆白等。

白三七

【土家语】三七阿石 sanx qir ar sir

【国际音标】san^{55} $tɕ'i^{21}$ a^{21} si^{21}

【异名】竹节人参，竹节三七，北山七，算盘七，扣子三七。

【来源】为五加科植物竹节参 *Panax japonicus* C. A. Mey. 的根茎及叶。

【药性】性微热，味甜、微涩。

【功用】峻补三元，强腰止痛，活血疗伤，收敛止血。用于虚劳病、肾虚腰痛、跌打损伤、多种出血等。

白毛藤

【土家语】是嘎阿石二拉 sif gax ar sir ef lax

【国际音标】si^{35} ka^{55} a^{21} si^{21} e^{35} la^{55}

【异名】毛耳朵，蜀羊泉，毛秀才。

【来源】为茄科植物白英 *Solanum lyratum* Thunb. 的全草。

【药性】性冷，味苦。有小毒。

【功用】赶火败毒，退烧止惊，利胆退黄，除湿止带。用于疮疡肿毒、小儿惊风、黄疸病、带下病等。

白节蛇

【土家语】卡普糯梯阿石窝 kax pux lof tix ar sir wov

【国际音标】k'a^{55} p'u^{55} lo^{35} ti^{55} a^{21} si^{21} wo^{53}

【异名】金钱白花蛇，白段蛇，白头姑，寸白蛇。

【来源】为眼镜蛇科动物银环蛇幼蛇或成蛇 *Bungarus multicinctus multicinctus* Blyth. 除去内脏的全体。

【药性】性热，味甜、辣。有毒。

【功用】赶风止痉，散寒除湿，活血通络。用于小儿惊风、羊癫风、风湿骨痛、半身瘫痪等。

瓜子七

【土家语】方嘎布里七 huanx gax buf lix qir

【国际音标】xuan^{55} ka^{55} pu^{35} li^{35} tɕ'i^{21}

【异名】对月草，小远志，女儿红，辰砂草。

【来源】为远志科植物瓜子金 *Polygala japonica* Houtt. 的全株。

【药性】性微冷，味辣、甜、苦。

【功用】调经助孕，镇静安神，化痰止咯，燥湿止带。用于无子症、失眠症、咳嗽痰多、摆白等。

冬古子

【土家语】利把他思 lif bax tax six

【国际音标】li^{35} pa^{55} $t'a^{55}$ si^{55}

【异名】果实：瓜蒌，地楼，天瓜，根：天花粉，瑞雪。

【来源】为葫芦科植物栝楼 *Trichosanthes* kirilowii Maxim. 的果实、根及叶。

【药性】性冷，味苦、甜。

【功用】赶火止咯，生津止渴，败毒消肿。用于肺热咳嗽、高烧口渴、奶疡、天疱疮等。

包谷七

【土家语】母机纳七 mux jix lar qir

【国际音标】mu^{55} $tɕi^{55}$ la^{21} $tɕ'i^{21}$

【异名】九节莲，竹根七，开喉箭，斩蛇剑。

【来源】为百合科植物万年青 *Rohdea japonica*（Thunb.）Roth. 的全株。

【药性】性冷，味甜、辣。

【功用】赶火败毒，消肿止痛，活血疗伤，止咳止血。用于喉蛾、毒蛇咬伤、跌打损伤、咳嗽咯血等。

鸟不踏

【土家语】坐苦卡 zof kux kar

【国际音标】tso^{35} $k'u^{55}$ $k'a^{21}$

【异名】刺包头 月鸟不落，刺椿树，千枚针，飞天蜈蚣。

【来源】为五加科植物楤木 *Aralia chinensis* L. 的根及嫩苗。

【药 性】性热，味辣、微苦。

【功用】赶风散寒，接骨续筋，利水消肿，除湿止带。用于风湿身痛、跌打骨折、水肿病、摆白等。

半边花

【土家语】半边卡普 banf bianx kax pux

【国际音标】pan^{35} $pian^{55}$ $k'a^{55}$ $p'u^{55}$

【异名】细米草，急解索，腹水草。

【来源】为桔梗科植物半边莲 *Lobelia chinensis* Lour. 的全株。

【药性】性冷，味辣、淡。

【功用】消水透湿，败毒消肿，赶火止惊。用于水肿病、毒蛇咬伤、痈疮肿毒、小儿惊风等。

头晕草

【土家语】科巴孟席克查 kox bax mongf xir ker car

【国际音标】$k'o^{55}$ pa^{55} $muŋ^{35}$ $çi^{21}$ $k'e^{21}$ $ts'a^{21}$

【异名】小益母，水杨梅，假杨梅。

【来源】为蔷薇科植物柔毛路边青 *Geum japonicum* Thunb. var. *chinense* F. Bolle. 的全草。

【药性】性冷，味苦、辣。

【功用】赶风安神，赶火燥湿，活血止痛。用于头晕失眠、湿热泻痢、摆白、痛经等。

头顶一颗珠

【土家语】科巴我布里梯 kox bax ngox buf lix tix

【国际音标】k'o^{55} pa^{55} ŋo^{55} pu^{35} li^{55} t'i^{55}

【异名】头顶珠，地珠，天珠。

【来源】为百合科植物延龄草 *Trillium tschonoskii* Maxim. 的根茎及全草。

【药性】性热，味甜、微辣。有小毒。

【功用】镇静止痛，活血疗伤，调经，止血。用于眩晕头痛、跌打损伤、月经后期、刀伤出血等。

汁儿根

【土家语】尚矮鸡纳 sanf ngaix jix lar

【国际音标】san^{35} ŋai^{55} tɕi^{55} la^{21}

【异名】鱼腥草，折耳根，臭灵丹。

【来源】为三白草科植物蕺菜 *Houttuynia cordata* Thunb. 的全株。

【药性】性冷，味辣，一说有小毒。

【功用】赶火平喘，止惊定痉，败毒消肿。用于高烧不退、肺热咳喘、小儿惊风、蜈蚣咬伤等。

皮子药

【土家语】他爬药 tax pat yaof

【国际音标】t'a^{55} p'a^{21} jau^{35}

【异名】山枝仁，山栀茶。

【来源】为海桐花科植物光叶海桐 *Pittosporum glabratum*

Lindl. 的根或根皮。

【药性】性平，味辣、苦。

【功用】镇静安神，赶风除湿，活血疗伤，败毒消肿。用于头晕失眠、风湿身痛、跌打伤痛、毒蛇咬伤等。

奶浆果

【土家语】忙泽布里 manr cer buf lix

【国际音标】man^{21} $ts'e^{21}$ pu^{35} li^{55}

【异名】暗花生，树地瓜，品仙果，文仙果。

【来源】为桑科植物无花果 *Ficus carica* L. 的果实，根及叶。

【药性】性微冷，味甜、微酸。

【功用】益气养血，润肺止咳，润肠通便，凉血止血。用于产后缺乳、干咳无痰、肠燥便秘、痔疮出血等。

奶浆草

【土家语】忙泽席克查 manr cer xir ker car

【国际音标】man^{21} $ts'e^{21}$ $\text{ɕ}i^{21}$ $k'e^{21}$ $ts'a^{21}$ $k'e^{21}$ $ts'a^{21}$

【异名】地锦草，乳汁草，血见愁，一点浆，铺地红。

【来源】为大戟科植物斑叶地锦 *Euphorbia humifusa* Willd. 的全草。

【药性】性微冷，味涩、辣、苦。

【功用】赶火燥湿，收敛止血，赶风止痒，败毒消肿。用于湿热泻痢、多种出血、风坨、毒蛇咬伤等。

奶浆树

【土家语】忙泽卡蒙 manr cern kar mongr

【国际音标】man^{21} $ts'e^{21}$ $k'a^{21}$ $mu\text{ŋ}^{21}$

【异名】牛奶子树，奶浆木，山枇杷。

【来源】为桑科植物琴叶榕 *Ficus pandurata* Hance. 的根及叶。

【药性】性微冷，味甜、辣。

【功用】赶风止痛，散瘀疗伤，活血调经，赶火败毒。用于风湿腿痛、跌打损伤、月经不调、毒蛇咬伤等。

六 画

百节藕

【土家语】尔他阿实莲 ex tax ar sir lianr

【国际音标】e^{55} $t'a^{55}$ a^{21} si^{21} $lian^{21}$

【异名】未老先白头，湖鸡腿，白叶莲。

【来源】为三白草科植物三白草 *Saururus chinensis*（Lour.）Baill. 的全株。

【药性】性冷，味甜、淡、辣。

【功用】赶火利尿，除湿止带，补虚定晕，赶风止痛。用于尿积症、摆白、体虚头晕 、偏头风等。

百味莲

【土家语】克欽致子科莲 keif zif zix kuov lianr

【国际音标】$k'ei^{35}$ tsi^{35} tsi^{55} $k'uo^{55}$ $lian^{21}$

【异名】苦金莲，金龟莲，蛇莲，小蛇莲，白味莲，盘莲。

【来源】为葫芦科植物曲莲 *Hemsleya amabilis* Diels. 的块茎。

【药性】性冷，味苦。有小毒。

【功用】赶火止痛，燥湿止泻，败毒消肿。用于胃脘灼痛、湿热腹泻、喉蛾、毒蛇咬伤等。

老鼠耳

【土家语】热翁且 rer ongr qief

【国际音标】ze^{21} uŋ^{21} tɕ'ie^{35}

【异名】乌龙根，勾儿茶。

【来源】为鼠李科植物铁包金 *Berchemia lineate*（L.）DC. 的根和茎叶。

【药性】性微冷，味辣、微涩。

【功用】开窍醒神，败毒止咯，活血疗伤，赶火敛疮。用于梅山癫、肺痨病、跌打损伤、水火烫伤等。

地兰

【土家语】里铺尔他 liv puf ex tax

【国际音标】li^{53} p'u^{35} e^{55} t'a^{55}

【异名】地松，地龙叶，大龙叶，蛇牙草。

【来源】为石竹科植物漆姑草 *Sagina japonica*（Sw.）Ohwi. 的全草。

【药性】性冷，味苦、辣。

【功用】赶火败毒，赶风止痒，活血疗伤。用于疮疡肿毒、漆疮、毒蛇咬伤、跌打损伤等。

地雷

【土家语】里墨他册 liv mef tax cer

【国际音标】li^{53} me^{35} t'a^{55} ts'e^{21}

【异名】拐子药，救命王，雪里开，镇天雷，地炸弹。

【来源】为毛茛科植物单叶铁线莲 *Clematis henryi* Oliv. 的根及全草。

【药性】性热，味辣、苦。

【功用】活血疗伤，开窍醒神，定惊止痉，赶气止痛。用于跌打损伤、坠伤神昏、急惊风、胃脘胀痛等。

地苦蛋

【土家语】里克欻致子阿列 liv keif zif zix ax lex

【国际音标】li^{53} $k'ei^{35}$ tsi^{35} tsi^{55} a^{55} le^{55}

【异名】金果榄，九牛胆，金牛胆，山慈姑，破石珠。

【来源】为防己科植物青牛胆 *Tinospora sagittata*（Oliv.）Gagnip. 的块根。

【来性】性冷，味苦。

【功用】赶火败毒，燥湿止痢，消肿散结。用于喉蛾、湿热泻痢、毒蛇咬伤、马铃疡等。

地枇杷

【土家语】里枇杷 liv pir par

【国际音标】li^{53} $p'i^{21}$ $p'a^{21}$

【异名】拦路虎，冬枇杷，地瓜藤，过山龙。

【来源】为桑科植物地瓜榕 *Ficus tikoua* Bur. 的全草及果实。

【药性】性冷，味甜、微苦。

【功用】赶火止咯，败毒消肿，活血通经，燥湿止泻。用于肺热咳嗽、喉蛾、跌打损伤、湿热腹泻等。

地柏枝

【土家语】报起列碰 baof qix ler pongf

【国际音标】pau^{35} $tɕ'i^{55}$ le^{21} $puŋ^{35}$

【异名】野鸡尾，细叶金鸡尾，金花草，火烫蕨，分筋草。

【来源】为中国蕨科植物野鸡尾金粉蕨 *Onychium japonicum* (Thunb.) O. Kuntze 的全草或叶。

【药性】性冷，味苦、涩。

【功用】赶火除湿，收敛止血，败毒消肿。用于黄疸病、腹痛泄泻、多种出血、水火烫伤等。

地胡椒

【土家语】压嘎他席克查 yaf gaf tax xir ker car

【国际音标】ja^{35} ka^{35} $t'a^{55}$ $çi^{21}$ $k'e^{21}$ $ts'a^{21}$

【异名】鹅不食草，五月苗，地芫荽，镇天雷，萝卜丝，小救驾。

【来源】为菊科植物石胡荽 *Centipeda minima* (L.) A. Br. et Ascher. 的全草。

【药性】性平，味辣、苦。

【功用】开窍醒神，发表止咯，赶食化积，明目退翳。用于暴病神昏、伤风咳嗽、小儿疳积、眼生星翳等。

地桑泡

【土家语】里提看克思 liv tir kanf kex six

【国际音标】li^{53} $t'i^{21}$ $k'an^{35}$ $k'e^{55}$ si^{55}

【异名】地皮消，大叶莓。

【来源】为蔷薇科植物太平莓 *Rubus pacificus* Hance. 的全草。

【药性】性冷，味辣、苦、酸。

【功用】赶风发表，赶火退烧，赶气止痛，消食化积。用于风热感冒、高烧不退、腹胀腹痛、食积不化等。

地螺蛳

【土家语】里提螺蛳 liv tir lor sir

【国际音标】li^{53} $t'i^{21}$ lo^{21} si^{21}

【异名】白鸡儿，一兜棕，羊角七，皲口药。

【来源】为兰科植物白及 *Bletilla striata*（Thunb.）Reichb. f. 的根茎。

【药性】性平，味涩、苦。

【功用】收涩止血，接骨疗伤，敛疮生肌。用于多种出血、骨折、水火烫伤、皲口等。

过山龙

【土家语】铺苦咱拉卡 puf kux zax lax kax

【国际音标】$p'u^{35}$ $k'u^{55}$ tsa^{55} la^{55} $k'a^{55}$

【异名】过山风，南蛇风，老龙皮，黄果藤。

【来源】为卫矛科植物南蛇藤 *Celastrus orbiculatus* Thunb. 的根或藤茎。

【药性】性微冷，味辣、苦。

【功用】赶风除湿，凉血止血，赶火定惊。用于风湿身痛、肠风下血、湿热泻痢、小儿惊风等。

过岗龙

【土家语】形婆鸡纳 xinr por jix lar

【国际音标】$çin^{21}$ $p^{·}o^{21}$ $tçi^{55}$ la^{21}

【异名】白茅根，丝毛根，过山龙，穿山龙，钻地龙。

【来源】为禾本科植物白茅 *Imperata cylindrica*（L.）Beauv. var. *major*（Nees）C. E. Hubb. 的根茎及花。

【药性】性冷，味甜、淡。

【功用】凉血止血，赶火消积，利尿排石。用于血热出血、尿积症、尿路结石、水肿病等。

朱砂

【土家语】朱砂 zux sax

【国际音标】tsu^{55} sa^{55}

【别 名】丹砂，光明砂。

【来源】为硫化物类辰砂族矿物辰砂 *Cinnabar*.

【药性】性冷，味甜。有毒。

【功用】镇静安神，赶火止痉，败毒消肿，明目除障。用于心慌心跳、心惊、小儿惊风、疮疡肿毒等。

竹叶菜

【土家语】母尔他哈车 mux ex tax hax cex

【国际音标】mu^{55} e^{55} $t'a^{55}$ xa^{55} $ts'e^{55}$

【异名】竹叶草，淡竹叶，兰花竹叶。

【来源】为鸭跖草科植物鸭跖草 *Commelina communis* L. 的全草。

【药性】性冷，味甜、淡。

【功用】赶火退烧，利尿消积，败毒消肿。用于高烧不退、尿积症、痔疮肿痛、毒蛇咬伤等。

竹叶莲

【土家语】母尔他莲 mux ex tax lianr

【国际音标】mu^{55} e^{55} $t'a^{55}$ $lian^{21}$

【异名】杜若，地藕，竹叶菜。

【来源】为鸭跖草科植物竹叶花 *Pollia japonica* Thunb. 的根茎及全草。

【药性】性微冷，味甜、淡。

【功用】补气养阴，赶火生津，利尿消积，败毒消肿。用于腰脊酸痛、高烧口渴、尿积症、毒蛇咬伤等。

竹节草

【土家语】母糯梯席克查 mux lof tix xir ker car

【国际音标】mu^{55} lo^{35} t'i^{55} ɕi^{21} k'e^{21} ts'a^{21}

【异名】节节青，铁线草，萹竹。

【来源】为蓼科植物萹蓄 *Polygonum aviculare* L. 的全草。

【药性】性微冷，味淡、苦。

【功用】利尿消积，赶火止泻，透湿止带，利胆退黄。用于尿积症、暑湿腹泻、摆白、黄疸病等。

竹根七

【土家语】母机纳七 mux jix lar qir

【国际音标】mu^{55} tɕi^{55} la^{21} tɕ'i^{21}

【异名】葳蕤，尾参，玉参，玉竹参，鸡脚参。

【来源】为百合科植物玉竹 *Polygonatum odoratum* (Mill.) Druce. 的根茎及全草。

【药性】性微冷，味甜、淡。

【功用】润肺止咯，补虚止汗，疗伤止痛，赶火利尿。用于肺虚燥咯、虚汗症、跌打伤痛、尿积症等。

竹苋七

【土家语】母替米七 mux tif mix qir

【国际音标】mu⁵⁵ t'i³⁵ m'i⁵⁵ tç'i²¹

【异名】土苍术，水葫芦七，花萝卜，山萝卜，羊角天麻。

【来源】为菊科植物羽裂蟹甲草 *Cacalia tangutica*（Franch.）Hand. – Mazz. 的根茎。

【药性】性平，味甜、淡。

【功用】培补中元，健胃赶食，除湿止泻。用于病后体虚、食积腹胀、小儿疳积、慢性腹泻等。

华强树

【土家语】化香卡蒙 huaf xianx kar mongr

【国际音标】xua³⁵ çian⁵⁵ k'a²¹ muŋ²¹

【异名】山柳叶，小化香。

【来源】为胡桃科植物化香树 *Platycarya strobilacea* Sieb. Et Zucc. 的根皮、果序及叶。

【药性】性微冷，味辣。一说有毒。

【功用】赶火败毒，软坚破结，活血止痛。用于小儿头疮、痔疮肿痛、颈淋巴腺癌肿、筋骨痛等。

血三七

【土家语】灭尔当归 miev danx guix

【国际音标】mie⁵³ tan⁵⁵ kui⁵⁵

【异名】土大黄，金不换，止血草，化血莲。

【来源】为蓼科植物红丝酸模 *Rumex chalepensis* Mill. 的根。

【药性】性冷，味苦、酸。

【功用】除湿退黄，凉血止血，赶火通便，败毒消肿。用于黄疸病、血热出血、热结便秘、毒蛇咬伤等。

血蜈蚣

【土家语】灭尔蜈蚣 miev wur gongr

【国际音标】mie53 wu21 kuŋ21

【异名】蜈蚣七，水蜈蚣，酸猴儿，一口血。

【来源】为秋海棠科植物掌裂叶秋海棠 *Begonia pedatifida* Lévl. 的根茎及叶。

【来性】性冷，味酸。

【功用】活血隔喜，收敛止血，赶火止痢，败毒消肿。用于避孕不育、肺痨咯血、热毒痢疾、毒蛇咬伤等。

后护

【土家语】南切尔他卡蒙 lanr qief ex tax kar mongr

【国际音标】lan21 tɕ'ie35 e55 t'a55 k'a21 muŋ21

【异名】芭蕉扇，后呼。

【来源】为木兰科植物厚朴 *Magnolia officinalis* Rehd. et Wils. 的树皮及根皮。

【药性】性热，味苦、辣。

【功用】赶气降气，赶食化积，止咯平喘。用于脐腹胀痛、脘闷嗳气、小儿疳积、咳嗽气喘等。

多须公

【土家语】科此巴托托 kov cix bax tor tor

【国际音标】k'o53 tsi55 pa55 t'o21 t'o21

【异名】大金刀，山兰，六月霜。

【来源】为菊科植物华泽兰 *Eupatorium chinense* I. 的全株。

【药性】性冷，味辣、苦。

【功用】赶火退烧，败毒消肿，活血疗伤。用于高烧不退、喉蛾症、跌打肿痛、毒蛇咬伤等。

羊奶奶

【土家语】若苦里 rof kuf lix

【国际音标】zo^{35} k'u^{35} li^{55}

【异名】半春子，牛奶子，白叶丹，甜棒棰。

【来源】为胡颓子科植物胡颓子 *Elaeagnus pungens* Thunb. 的叶及根。

【药性】性微热，味酸、苦。

【功用】止咳平喘，收敛止血，除湿止痛，涩肠止泻。用于咳嗽气喘、胃肠出血、风湿关节痛、久泻不止等。

羊蹄风

【土家语】若及迷风 rof jir mif hongx

【国际音标】zo^{35} tɕi^{21} mi^{35} xuŋ^{55}

【异名】千打锤，羊甲木，九龙藤，过岗龙。

【来源】为豆科植物龙须藤 *Bauhinia championii* (Benth.) Benth. 的根及藤茎。

【药性】性热，味辣、甜、微苦。

【功用】赶寒除湿，活血疗伤，赶气止痛，赶食化积。用于寒湿腰腿痛、跌打损伤、胃脘胀痛、小儿疳积等。

羊角细辛

【土家语】若克细辛 rof kex xif xinx

【国际音标】zo^{35} k'e^{55} ɕi^{35} ɕin^{55}

【异名】上天梯，三百根，老君须，合掌消。

【来源】为萝摩科植物白薇 *Cynanchum atratum* Bunge. 的根。

【药性】性冷，味苦，微涩。

【功用】赶火明目，涩精止遗，降气止呕。用于火眼病、低烧不退、男子跑马、倒奶水等。

并头草

【土家语】科巴阿纳席克查 kox bax av lar ker car

【国际音标】k'o^{55} pa^{55} a^{53} la^{21} ɕi^{21} k'e^{21} ts'a^{21}

【异名】大样女儿红，狭叶韩信草，四方草。

【来源】为唇形科植物半枝莲 *Scutellaria barbata* D. Don 的全草。

【药性】性冷，味辣、淡。

【功用】消水退肿，赶火败毒。用于水肿病、疮疡肿毒、毒蛇咬伤、白血病等。

灯笼果

【土家语】梯苦他色布里 tix kux tax ser buf lix

【国际音标】t'i^{55} k'u^{55} t'a^{55} se^{21} pu^{35} li^{55}

【异名】糖罐子，糖刺果，刺果果，丁矮子。

【来源】为蔷薇科植物金樱子 Rosa*laevigata* Michx. 的果实、根及叶。

【药性】性微热，味甜、酸。

【功用】固精缩尿，涩肠止泻，收湿止带，败毒消肿。用于跑马遗尿、久泻不止、摆白、狗咬伤等。

江边一碗水

【土家语】湖趴泽拉书 hur par cer lax sux

【国际音标】xu^{21} $p'a^{21}$ $ts'e^{21}$ la^{55} su^{55}

【异名】窝儿七，阿儿参，金边七，山荷叶，旱荷，一碗水。

【来源】为小檗科植物中华山荷叶 *Diphylleia sinensis* Li. 的根及根茎。

【药性】性冷，味苦、辣。有毒。

【功用】活血疗伤，赶风除湿，赶火败毒。用于跌打损伤、腰肌劳损、风湿骨痛、毒蛇咬伤等。

寻骨风

【土家语】母尔他木香 mux ex tax mur xionx

【国际音标】mu^{55} e^{55} $t'a^{55}$ mu^{21} $çian^{55}$

【异名】竹叶木香，毛骨风，青风藤，青骨风。

【来源】为马兜铃科植物寻骨风 *Aristolochia mollissima* Hance. 的全草。

【药性】性平，味辣、苦。

【功用】赶风除湿，活血疗伤，败毒消肿，赶气止痛。用于风湿腰腿痛、跌打损伤、喉蛾、脘腹胀痛等。

阳桃

【土家语】抗苦洋托罗 kanr kux yanr tor lof

【国际音标】$k'an^{21}$ $k'u^{55}$ jan^{21} $t'o^{21}$ lo^{35}

【异名】野猕猴桃，藤立果，钻地风，山阳桃。

【来源】为猕猴桃科植物猕猴桃 *Actinidia chinensis* Planch. 的根及果实。

【药性】根：性冷，味苦、辣。果实：性冷，味甜、酸。

【功用】健胃赶食，赶风除湿，活血疗伤，利湿退黄。用于食欲减退、风湿骨痛、跌打损伤、黄疸病等。

阳雀花

【土家语】恰亏哈卡普 diar kuix har kax pux

【国际音标】tɕ'ia^{21} k'ui^{55} xa^{21} k'a^{55} p'u^{55}

【异名】土黄芪，黄雀花，千口针，绣花针。

【来源】为豆科植物锦鸡儿 *Caragana sinica*（Buchoz）Rehd. 的根及花。

【药性】性热，味辣、甜、淡。

【功用】赶风除湿，益气养血，活血止痛，化浊止带。用于风湿腰痛、头晕耳鸣、女子阴中痛、白浊摆白等。

收山虎

【土家语】他思卡普席克查 tax six kax pux xir ker car

【国际音标】t'a^{55} si^{55} k'a^{55} p'u^{55} ɕi^{21}k'e^{21}ts'a^{21}

【异名】下搜山虎，铁扁担，扁竹根。

【来源】为鸢尾科植物蝴蝶花 *Ires japonica* Thunb. 的根茎。

【药性】性冷，味辣，微苦。

【功用】赶气消胀，赶火败毒，活血疗伤。用于食积腹胀、喉蛾、扭伤肿痛、癫狗咬伤等。

观音座莲

【土家语】马吉米莲 mav jir mix lianr

【国际音标】ma^{53} tɕi^{21} mi^{55} lian^{21}

【异名】地莲花，马蹄树，马蹄蕨，马蹄莲，马蹄风。

【来源】为观音座莲科植物福建观音座莲 *Angiopteris fokiensis* Hieron. 的根茎。

【药性】性微冷，味微苦、微辣。

【功用】除烦安神，赶火止咯，活血疗伤，明目。用于心烦不安、肺热咳嗽、跌打内伤、螃蟹戏珠等。

红三七

【土家语】日阿色迫卡 rar ser per kar

【国际音标】za^{21} se^{21} $p'e^{21}$ $k'a^{21}$

【异名】鸟儿椿，鸡眼睛，鸡肫子，鸡合子树，鸭椿子树。

【来源】为省沽油科植物野鸦椿 *Euscaphis japonica*（Thunb.）Dippel 的根、果实或种子。

【药性】根：性微冷，味苦、微辣。种子：性热，味辣。

【功用】种子：赶气止痛，消肿散结，升提举陷；根：赶火除湿，活血疗伤。用于胃脘胀痛、睾丸肿痛、腹痛泄泻、吊茄子等。

红背莲

【土家语】免姐拍体克莲 mianx jiex pef tix kex lianr

【国际音标】$mian^{55}$ $tɕie^{21}$ $p'e^{35}$ $t'i^{55}$ $k'e^{55}$ $lian^{21}$

【异名】羊蹄草，紫背红，叶下红，紫背地丁。

【来源】为菊科植物一点红 *Emilia sonchifolia*（L.）DC. 的全草。

【药性】性微冷，味苦、淡、微辣。

【功用】赶火败毒，燥湿排脓，利尿消积，活血疗伤。用于痈疮疖肿、灌蚕耳、尿积症、跌打扭伤等。

红辣蓼

【土家语】趴古席克查 pax gux xir ker car

【国际音标】p'a^{55} ku^{55} ɕi^{21} k'e^{21} ts'a^{21}

【异 名】水辣蓼，辣蓼草，蓼辣子。

【来源】为蓼科植物辣蓼 *Polygonum hydropiper* L. var. flaccidum (Meissn.) Steward. 的全草。

【药性】性微冷，味苦、辣。

【功用】赶火燥湿，赶食化积，败毒消肿，杀虫止痒。用于湿热腹泻、小儿疳积、毒蛇咬伤、沙虫脚等。

红毛野人

【土家语】是嘎免姐细辛 sif gaf mianx jiex xif xinx

【国际音标】si^{35} ka^{35} mian^{55} tɕi^{35} ɕi^{35} ɕin^{55}

【异名】金丝七，红毛细辛。

【来源】为小檗科植物红毛七 *Caulophyllum robustum* Maxim. 的根和块茎。

【药性】性热，味苦、辣。

【功用】活血疗伤，祛瘀通经，散寒止痛，赶气消胀。用于跌打损伤、血瘀痛经、关节冷痛、脘腹胀痛等。

红牛克西

【土家语】务吉提克免姐 wuf jir tir kex mianx jiex

【国际音标】wu^{35} tɕi^{21} t'i^{21} k'e^{55} mian^{55} tɕie^{55}

【异名】红牛膝，土牛膝，山牛膝，透血红。

【来源】为苋科植物柳叶牛膝 *Achyranthes longifolia* (Makino) Makino. 的根及全草。

【药性】性微冷，味酸、甜。

【功用】活血疗伤，赶火败毒，敛疮生肌。用于跌打损伤、喉蛾、水火烫伤、搭手等。

红白二丸

【土家语】免姐阿实布利捏布 mianx jiex ar sir buf lif niex bux

【国际音标】mian^{55} tɕie^{55} a^{21} si·^{21} pu^{35} li·^{35} ɳie^{55} pu^{55}

【异名】岩丸子，阴阳子，乔子莲，一点血，鸳鸯七。

【来源】为秋海棠科植物秋海棠 *Begonia evansiana* Andr. 的根茎及全草。

【药性】性微冷，味辣、酸。

【功用】赶气活血，通络止痛，赶火止血，败毒消肿。用于跌打伤痛、胃脘痛、血热吐血、毒蛇咬伤等。

红藿麻草

【土家语】趴切免姐 pav qier mianx jiex

【国际音标】p'a^{53} tɕ'ie^{21} mian^{55} tɕie^{55}

【异名】红藿毛草，藿辣子草，藿鸡婆，合麻，火麻草，喊草。

【来源】为荨麻科植物蝎子草 *Girardinia suborbiculata* C. J. Chen. 的全株。

【药性】性热，味辣，淡。

【功用】赶风散寒，败毒截疟，利水透湿。用于风湿疼痛、毒蛇咬伤、三分症、水肿病等。

红大老鸦酸

【土家语】嘎阿匹匹免姐此巴 gar ar pix pix mianx jiex cix bax

【国际音标】ka^{21} a^{21} p'i·^{55} p'i·^{55} mian^{55} tɕie^{55}ts'ix pax

【异名】蛇不钻，廊茵，大箭叶蓼。

【来源】为蓼科植物刺蓼 *Polygonum senticosum*（Meissn.）

Franch. et Sav. 的全草。

【药性】性冷，味酸。

【功用】赶火败毒，消肿止痛，活血疗伤。用于蛇头疮、婴儿胎毒、毒蛇咬伤、跌打损伤等。

七画

克马草

【土家语】卡切八席克查 kar qier bar xir ker car

【国际音标】$k'a^{55}$ $tɕ'ie^{21}$ pa^{21} $ɕi^{21}$ $k'e^{21}$ $ts'a^{21}$

【异名】车前草，蛤蟆草，马蹄叶，猪耳朵。

【来源】为车前科植物车前 *Plantago asiatica* L. 的全株。

【药性】性冷，味甜、淡。

【功用】赶火利尿，明目止痛，败毒消肿。用于尿积症、水肿病、火眼病、痈疮疖肿等。

芙蓉花

【土家语】起思思卡蒙卡普 qiv six six kar mongr kax pux

【国际音标】$tɕ'i^{53}$ si^{55} si^{55} $k'a^{21}$ $muŋ^{21}$ $k'a^{55}$ $p'u^{55}$

【异名】地芙蓉，木莲，拒霜。

【来源】为锦葵科植物木芙蓉 *Hibiscus mutabilis* L. 的叶、花及根。

【药性】性冷，味辣、甜。

【功用】败毒消肿，赶火止咯，活血疗伤，开胃进食。用于痈疮肿毒、肺热咳嗽、跌打损伤、婴儿不乳等。

芭蕉花

【土家语】南切卡普 lanr qief kax pux

【国际音标】lan^{21} tɕ'ie^{21} k'a^{55} p'u^{55}

【异名】牛独心（花）。

【来源】为芭蕉科植物芭蕉 *Musa basjoo* Sieb. etZucc. 的花。

【药性】性微冷，味甜、淡。

【功用】镇静安神，赶火醒神，缓急止痛，消肿生肌。用于心慌心跳、高烧神昏、胃脘痛、烫伤等。

杨梅草

【土家语】杨梅席克查 yanr meir xir ker car

【国际音标】jan^{21} mei^{21} ɕi^{21}k'e^{21} ts'a^{21}

【异名】三角草，三夹草，水香草，地杨梅，一粒珠。

【来源】为莎草科植物水蜈蚣 *Kyllinga brevifolia* Rottb. 的全株。

【药性】性微冷，味辣、淡。

【功用】赶风发表，赶火止咳，利尿别浊，截疟。用于风热感冒、鸬鹚咳、尿膏积、三分症等。

还阳草

【土家语】给聋信嘎席克查 gex longx xinf gax xir ker car

【国际音标】ke^{55} luŋ^{55} ɕin^{35} ka^{55} ɕi^{21} k'e^{21} ts'a^{21}

【异名】久死还魂草，老虎爪，佛手草，万年青。

【来源】为卷柏科植物卷柏 *Selaginella tamariscina*（Beauv.）Spring. 的全草。

【药性】性平，味涩、辣。

【功用】收敛止血，活血疗伤，赶风止痛，败毒消肿。用于多种出血、跌打损伤、风湿腰腿痛、蜈蚣咬伤等。

连钱草

【土家语】铜钱席克查 tongr qianr xir ker car

【国际音标】$t'uŋ^{21}$ $tɕ'ian^{21}$ $ɕi^{21}$ $k'e^{21}$ $ts'a^{21}$

【异名】铜钱草，马脚草，透骨消，穿墙草，遍地金钱。

【来源】为唇形科植物活血丹 *Glechoma longituba*（Nakai）Kupr. 的全草。

【药性】性冷，味苦、辣、淡。

【功用】活血疗伤，利尿排石，透湿退黄，发表止咯。用于跌打扭伤、尿路结石、黄疸病、风热咳嗽等。

扯丝皮

【土家语】思棉他爬 six mianr tar par

【国际音标】si^{55} $mian^{21}$ $t'a^{55}$ $p'a^{21}$

【异名】棉树皮，思仙，思仲，丝仲，木棉。

【来源】为杜仲科植物杜仲 *Eucommia ulmoides* Oliv. 的树皮。

【药性】性热，味甜、微辣。

【功用】温肾壮阳，固漏安胎，续筋接骨，赶风除湿。用于肾阳不足、胎漏小产、跌打骨折、风湿骨痛等。

兵马金豆

【土家语】兵马布利 binx max buf lif

【国际音标】pin^{55} ma^{55} pu^{35} li^{35}

【异名】润肠，大麻子，天麻子。

【来源】为大戟科植物蓖麻 *Ricinus communis* L. 的种子。

【药性】性平，味甜。有小毒。

【功用】润肠通便，催生下胎，益气固脱，拔取异物。用于大便燥结、胞衣不下、小儿脱肛、子弹存留肌肉深处等。

伸筋草

【土家语】送席克查 songf xir ker car

【国际音标】suŋ^{35} ɕi^{21} k'e^{21} ts'a^{21}

【异名】宽筋草，抽筋草，分筋草，金腰带，狮子草、鱼草。

【来源】为石松科植物石松 *Lycopodium japonicum* Thunb. 的全草。

【药性】性平，味苦、辣。

【功用】赶风除湿，消食化积，催产下胎，舒筋活络。用于风湿关节痛、小儿疳积、难产、小腿抽筋等。

皂角

【土家语】泽可皮他色 cer kox pir tax ser

【国际音标】ts'e^{21} k'o^{55} p'i^{21} t'a^{55} se^{21}

【异名】猪牙皂，刀皂。

【来源】为豆科植物皂荚 *Gleditsia sinensis* Lam. 的果实及刺。

【药性】性热，味辣、咸。有小毒。

【功用】开窍聪耳，宣畅止呃，化痰止咳，消肿散结。用于耳聋窍闭、呃逆不止、痰粘难咯、猴儿疱等。

虎耳草

【土家语】惹撇思欸 ref piev seix

【国际音标】ze^{35} p'ie^{53} sei^{55}

【异名】锈耳草，耳聋草。

【来源】为虎耳草科植物虎耳草 *Saxifraga stolonifera* Curt. 的全草。

【药性】性冷，味微苦。一说有小毒。

【功用】赶火退烧，败毒排脓，凉血止血。用于高烧不退、预防麻疹、灌蚕耳、血热吐血等。

尿珠子

【土家语】尔车布利 ex cex buf lif

【国际音标】e^{55} $ts'e^{55}$ pu^{35} li^{35}

【异名】薮珠子，催生子，土薏仁，山薏米，野苡米。

【来源】为禾本科植物薏苡 *Coix lacryma – jobi* L. var. *ma – yuen*（Romanet）Stapf. 的种子及根。

【药性】性微冷，味甜、淡。

【功用】催产下胎，消水退肿，除湿通络，驱蛔打虫。用于胎产难下、水肿病、风湿关节重痛、蛔虫病等。

鸡心七

【土家语】日阿里科倮七 rar lix kox lox qir

【国际音标】za^{21} li^{55} $k'o^{55}$ lo^{55} $tɕ'i^{21}$

【异名】蛇菰，葛藤蕈，芭茅菌。

【来源】为蛇菰科植物红冬蛇菰 *Balanophora harlandii* Hook. f. 的全草。

【药性】性冷，味微苦，淡。

【功用】赶火利尿，败毒消肿。用于尿积症、阴茎红肿、喉蛾、蛇头疔等。

鸡 公 花

【土家语】日阿八卡普 rar bar kax pux

【国际音标】za^{21} pa^{21} k'a^{55} p'u^{55}

【异名】白鸡冠花，红鸡冠花，鸡冠头，老来少。

【来源】为苋科植物鸡冠花 *Celosia cristata* L. 的花序及全草。

【药性】性冷，味甜、涩。

【功用】凉血止血，收敛固涩，败毒消肿。用于摆红、摆白、腹泻、蜈蚣咬伤等。

鸡 血 莲

【土家语】日阿 灭尔莲 rer miev lianr

【国际音标】za^{21} mie^{53} lian^{21}

【异名】散血莲，活血莲，土当归，凤尾七。

【来源】为金星蕨科植物披针新月蕨 *Pronephrium penangianum*（Hook.）Holtt. 的根茎及叶。

【药性】性微冷，味微辣、微苦、涩。

【功用】活血调经，散瘀止痛，赶风除湿，收敛止泻。用于月经不调、跌打损伤、风湿关节痛、水泻等。

鸡 筋 参

【土家语】抗苦巴戟 kanr kux bax jif

【国际音标】k'an^{21} k'u^{55} pa^{55} tɕi^{35}

【异名】山巴戟，假巴戟，黄鸡朗，黄鸡胖。

【来源】为茜草科植物长叶数珠树 *Damnacanthus indicus* Gaertn. var. *giganteus* Makino 的根。

【药性】性平，味甜、微苦、微涩。

【功用】壮肾起痿，益气补血，养心安神，收敛止血。用于腰酸阳痿、气血不足、失眠多梦、摆红等。

八画

青根

【土家语】铺鲁嘎七 puf lux gax qir

【国际音标】p'u^{35} lu^{55} ka^{55} tç'i^{21}

【异名】青筋，石龙，龙骨七，岩尾七，冷骨风。

【来源】为水龙骨科植物水龙骨 *Polypodiodes nipponica* (Mett.) Ching. 的根茎。

【药性】性冷，味苦、辣。

【功用】赶风除湿，活血疗伤，赶火止痉，败毒消肿。用于风湿关节痛、跌打损伤、小儿惊风、痈疮肿毒等。

青蒿

【土家语】散孟克思 sant mongr kex six

【国际音标】san^{35} muŋ^{35} k'e^{55} si^{55}

【异名】香丝草，香蒿，臭蒿。

【来源】为菊科植物黄花蒿 *Artemisia annua* L. 的全草。

【药性】性冷，味苦、辣、涩。

【功用】赶火除湿，败毒截疟，赶风发表，收敛止血。用于黄疸病、三分症、风热感冒、鼻出血等。

青木香

【土家名】信嘎木香 xinf gax mur xianx

【国际音标】çin^{35} ka^{55} mu^{21} çian^{55}

【异名】万丈龙，痧药，土麝香（根），天仙藤（茎），葫芦罐（果实）。

【来源】为马兜铃科植物马兜铃 *Aristolochia debilis* Seib. Et Zucc. 的根。

【药性】性冷，味辣、苦。

【功用】赶气消胀，赶火止痛，败毒消肿。用于胃胀、胃痛、绞肠痧、毒蛇咬伤等。

苦皮树

【土家语】克欸 致子他爬卡蒙 keif zif zif tax par kar mongr

【国际音标】k'ei^{35} tsi^{35} tsi^{55} t'a^{55} p'a^{21} k'a^{21} muŋ^{21}

【异名】苦楝子树，紫花树。

【来源】为楝科植物楝 *Melia azedarach* L. 的树皮、根皮及果实。

【药性】性冷，味苦、涩。有小毒。

【功用】驱蛔打虫，赶火消肿，调经止血。用于蛔虫病、沙虫脚、内痔肿痛、倒经等。

苦瓜莲

【土家语】克欸 致子那土莲 keif zif zix laf tux lianr

【国际音标】k'ei^{35} tsi^{35} tsi^{55} la^{35} t'u^{55} lian^{21}

【异名】山苦瓜，土瓜，吊瓜。

【来源】为葫芦科植物王瓜 *Trichosanthes cucumeroides*（Ser.）Maxim. 的根。

【药性】性冷，味苦。一说有毒。

【功用】赶火败毒，燥湿止泻，消肿止痛。用于毒蛇咬伤、湿热吐泻、食物中毒、奶痨等。

苦痧药

【土家语】克欸致子参 keif zif zix senx

【国际音标】k'ei35 tsi35 tsi35 sen55

【异名】牛参，地参，苦骨，野槐根，地槐。

【来源】为豆科植物苦参 *Sophora flavescens* Ait. 的根。

【药性】性冷，味苦。

【功用】赶火燥湿，和胃止痛，败毒化痰。用于湿热泻痢、摆白、胃脘痛、流痰等。

枫香树

【土家语】嘎色卡蒙 gar ser kar mongr

【国际音标】ka21 se21 k'a21 muŋ21

【异名】大叶枫，路路通（果）。

【来源】为金缕梅科植物枫香树 *Liquidambar formosana* Hance. 的果实、树皮、根皮及叶。

【药性】性平，味辣、苦。

【功用】赶风止痛，燥湿止泻，杀虫止痒。用于风湿关节痛、半边风、水泻、顽癣等。

软水黄连

【土家语】伯伯得泽黄莲 ber bex der cer huanr lianr

【国际音标】pie21 pie55 tie21 ts'e21 xuan21 lian21

【异名】细岩绒草，水黄连。

【来源】为毛茛科植物多枝唐松草 *Thalictrum ramosum* Boivin. 的全草。

【药性】性冷，味苦。

【功用】败毒止泻，赶火止痛，除湿退黄，明目。用于湿热泻痢、胃脘灼痛、黄疸病、火眼病等。

刺梨

【土家语】他色柏列思 tax ser bex liex six

【国际音标】t'a^{55} se^{21} pie^{55} lie^{55} si^{55}

【异名】文光果、木梨子，油刺果，刺牡丹。

【来源】为蔷薇科植物缫丝花 *Rosa roxburghii* Tratt. 的果实、根及叶。

【药性】根：性微冷，味涩、苦。果实：性平，味甜、酸。叶：性微冷，味涩

【功用】赶食除胀，燥湿止泻，利胆退黄，收敛止血。用于食积饱胀、水湿腹泻、黄疸病、摆红等。

刺黄柏

【土家语】他色黄莲 tax ser huanr lianr

【国际音标】t'a^{55} se^{21} xuan^{21} lian^{21}

【异名】刺黄连，土黄连，羊角黄连。

【来源】为小檗科植物阔叶十大功劳 *Mahonia bealei* (Fort.) Carr. 的根及茎。

【药性】性冷，味苦。

【功用】赶火燥湿，利胆退黄，败毒止咳。用于湿热泻痢、黄疸病、肺热咳嗽、肺痨病等。

枇杷叶

【土家语】枇杷尔他 pir par ex tax

【国际音标】p'i^{21} p'a^{21} e^{55} t'a^{55}

【异名】枇杷叶，芦橘叶。

【来源】为蔷薇科植物枇杷 *Eriobotrya japonica*（Thunb.）Lindl. 的叶。

【来性】性微冷，味微苦、微辣。

【功用】赶火化痰，宣肺止咯，通窍排脓。用于肺热咳嗽、鸬鹚咳、感冒咳嗽、脑漏等。

构皮麻

【土家语】屁他卡 pif tax kar

【国际音标】p'i^{35} t'a^{55} k'a^{12}

【异名】小构皮树，皮叶树，纸皮树，谷皮树。

【来源】为桑科植物小构树 *Broussonetia kazinoki* Sieb. Et Zucc. 的根、叶及汁液。

【药性】性微冷，味甜、淡。

【功用】消水退肿，强筋壮骨，赶火止痢，败毒消肿。用于水肿臌胀、腰脊酸痛、湿热泻痢、毒蜂蜇伤等。

岩椒

【土家名】阿八错布 ar bar cof buf

【国际音标】a^{21} pa^{21} ts'o^{35} pu^{35}

【异名】花椒，野花椒，五虎进，野总管。

【来源】为芸香科植物青椒 *Zanthoxylum schinifolium* Sieb. et Zucc. 的果皮、根、树皮及叶。

【药性】性热，味辣、麻、苦。小毒。

【功用】温胃止痛，活血疗伤，散寒除湿，驱蛔打虫。用于胃脘冷痛、跌打损痛、寒湿腰痛、蛔虫病等。

岩五加

【土家语】阿五加 ar wur jiax

【国际音标】a^{21} wu^{55} $tɕia^{55}$

【异名】藤五加，五爪金龙，走游草。

【来源】为葡萄科植物崖爬藤 *Tetrastigma obtectum*（Wall.）Planch. 的根或全株。

【药性】性热，味辣、苦。

【功用】赶寒除湿，活血通络，败毒消肿，化痰排脓。用于寒湿腰腿痛、跌打损伤、腰带疮、流痰等。

岩巴草

【土家语】阿八席克查 ar bar xir ker car

【国际音标】a^{21} pa^{21} $ɕi^{21}$ $k'e^{21}$ $ts'a^{21}$

【异名】石龙藤，爬墙虎，对叶肾。

【来源】为夹竹桃科植物石血 *Trachelospermum jasminoides*（Lindl.）Lem. var. *heterophyllum* Tsiang. 的带叶藤茎。

【药性】性热，味苦、微涩。

【功用】赶风除湿，活血疗伤，强筋健骨，赶寒止泻。用于寒湿骨痛、跌打伤痛、腰肌劳损、寒湿腹泻等。

岩防风

【土家语】阿八库若 ar bar kuf rox

【国际音标】a^{21} pa^{21} $k'u^{35}$ zo^{55}

【异名】土川芎，岩棕，棕包头，光头前胡，鸡肢前胡。

【来源】为伞形科植物华中前胡 *Peucedanum medicum* Dunn. 的根及根茎。

【药性】性微热，味辣、苦。

【功用】赶风散寒，宣肺止咳，活血疗伤，除湿止痛。用于风寒感冒、鸬鹚咳、跌打损伤、风湿身痛等。

钓鱼竿

【土家语】送钓卡祝 songf diaof kar zur

【国际音标】suŋ tiau^{35} k'a^{21} tsu^{21}

【异名】吊杆草，钓竿风，钓鱼藤。

【来源】为玄参科植物宽叶腹水草 *Veronicastrum latifolium* (Hemsl.) Yamazaki. 的全草。

【药性】性冷，味微辣、淡、苦。

【功用】消水退肿，活血止痛，败毒消肿。用于水臌胀、痛经、跌打伤痛、癫狗咬伤等。

金刚藤

【土家语】科刚二拉 kox ganx ef lax

【国际音标】k'o^{55} kan^{55} e^{35} la^{55}

【异名】金刚刺、金刚莞、金刚莲、金刚鞭，刺茯苓，螃嘎叶。

【来源】为百合科植物菝葜 *Smilax china* L. 的根茎。

【药性】性微冷，味辣、淡、咸。

【功用】赶风止痛，除湿止泻，赶食化积，软坚散结。用于风湿骨痛、湿热泄泻、食积腹胀、腹内肿块等。

金香炉

【土家语】给聋铁贴 gex longx tex ter

【国际音标】ke^{55} luŋ^{55} t'e^{55} t'e^{21}

【异名】天香炉，九盏灯，紫金钟。

【来源】为野牡丹科植物金锦香 *Osbeckia chinensis* L. 的全株。

【药性】性微冷，味苦、涩。

【功用】赶火燥湿，收敛固涩，和胃止痛。用于湿热泻痢、摆白、多种出血、胃脘痛等。

金鸡尾

【土家语】查七列碰 car qir lier pongf

【国际音标】ts'a^{21} tɕ'i^{21} lie^{21} p'uŋ^{35}

【异名】野鸡尾，阉鸡尾，三把叉。

【来源】为凤尾蕨科植物凤尾草 *Pteris multifida* Poir. 的全草。

【药性】性冷，味苦、涩。

【功用】赶火除湿，收敛止血，败毒。用于湿热痢疾、黄疸病、摆红、食物中毒等。

金钱草

【土家语】此巴铜钱席克查 cix bax tomgr qianr xir ker car

【国际音标】ts'i^{55} pa^{55} t'uŋ^{21}tɕ'ian^{21} ɕi^{21} k'e^{21} ts'a^{21}

【异名】大金钱草，地黄花，仙人对坐草，路边黄。

【来源】为报春花科植物过路黄 *Lysimachia christinae* Hance. 的全草。

【药性】性冷，味淡、咸。

【功用】利尿化石，败毒消肿，凉血止血。用于尿路结石、毒蛇咬伤、痔疮肿痛、血热吐血等。

金鸡两头连

【土家语】报起列碰 baof qix lier pongf

【国际音标】pau^{35} tɕ'i^{55} lie^{21} p'uŋ^{35}

【异名】野鸡尾，一点血。

【来源】为铁角蕨科植物铁角蕨 *Asplenium trichomanes* L. 的全株。

【药性】性微冷，味涩、微苦。

【功用】败毒消肿，燥湿止泻，赶火止痉，收敛止血。用于水火烫伤、湿热泻痢、小儿惊风、血尿等。

肺形草

【土家语】他思捏拢席克查 tax six niex nongx xir ker car

【国际音标】t'a^{55} si^{55} ɳie^{55} neuŋ^{55} ɕi^{21} k'e^{21} ts'a^{21}

【异名】甜甘草，藤竹叶，象皮草。

【来源】为龙胆科植物双蝴蝶 *Tripterospermum chinense*（Migo）H. smith. 的全草。

【药性】性冷，味甜、辣、微苦。

【功用】赶火止咯，补虚健体，活血止痛，败毒消肿。用于肺热咳嗽、小儿虚损、外伤肿痛、毒蛇咬伤等。

肿节风

【土家语】给梯科倮日阿古 gex tix kox lox raf gux

【国际音标】ke^{55} t'i^{55} k'o^{55} lo^{55} za^{35} ku^{55}

【异名】理骨风，九节风，九节茶，观音茶，接骨莲。

【来源】为金粟兰科植物草珊瑚 *Sarcandra glabra*（Thunb.）Maki. 的全株。

【药性】性微冷，味辣、苦。

【功用】赶风除湿，活血疗伤，赶火止咳。用于风湿骨节痛、跌打损伤、产后腹痛、肺热咳嗽等。

肥猪头

【土家语】务拉柏 wuf lax bex

【国际音标】wu^{35} la^{55} pe^{55}

【异名】肥猪菜，牛大黄，牛萝卜，山萝卜。

【来源】为商陆科植物商陆 *Phytolacca acinosa* Roxb. 的根。

【药性】性平，味甜、微苦。一说有毒。

【功用】补虚培元，健胃消积，止咳化痰，固崩止血。用于体虚劳损、小儿疳积、咳嗽痰多、摆红等。

狗牙齿

【土家语】哈列思思 hax lier six six

【国际音标】xa^{55} lie^{21} si^{55} si^{55}

【异名】狗牙半支莲，打不死、三叶佛甲草。

【来源】为景天科植物垂盆草 *Sedum sarmentosum* Bunge. 的全草。

【药性】性冷，味淡。

【功用】赶火透湿，败毒化痰，消水退肿。用于黄疸病、九子疡、毒蛇咬伤、水肿病等。

狗尿脬

【土家语】嘎列迫 gar lief pex

【国际音标】ka^{21} lie^{35} $p'e^{55}$

【异名】桑螵蛸，螳螂子，螳螂壳。

【来源】为螳螂科动物大刀螂 *Paratenodera sinensis* Saussure 的卵鞘。

【药性】性微热，味甜，微涩。

【功用】固精缩尿，补肾助阳，收湿止带。用于小儿遗尿、跑马滑精、肾虚阳痿、摆白等。

狗脚迹

【土家语】哈列吉迷 hax lier jir mif

【国际音标】xa^{55} lie^{21} $tɕi^{21}$ mi^{35}

【异名】辣子草，翳子草，天灸，自灸。

【来源】为毛茛科植物毛茛 *Ranunculus japonicus* Thunb. 的全株。

【药性】性热，味辣。有毒。

【功用】败毒消肿，杀虫镇痛，赶风除湿。用于奶烧初期、虫牙痛、发泡疗法等。

泽兰

【土家语】热书席 克查 ref sux xir ker car

【国际音标】ze^{35} su^{55} $ɕi^{21}k'e^{21}$ $ts'a^{21}$

【异名】地瓜儿苗，风草，奶孩子，蛇王草，麻泽兰。

【来源】为唇形科植物地笋 *Lycopus lucidus* Turcz. 的地上部分。

【药性】性微冷，味辣、淡。

【功用】活血调经，赶风止痛，利水透湿，败毒止咯。用于月经不调、伤风头痛、水肿病、肺痨病等。

沿阶草

【土家语】若拉爬席克查 rof lax par xir ker car

【国际音标】zo^{35} la^{55} p'a^{21} ɕi^{21} k'e^{21} ts'a^{21}

【异名】麦门冬，羊屎草，大羊胡子草。

【来源】为百合科植物麦冬 *Ophiopogon japonicus*（L. f.）Ker – Gawl. 的块根。

【药性】性冷，味甜、微苦。

【功用】补阴润肺，益精助孕，润肠通便，赶火止咯。用于肺虚燥咯、不孕症、肠燥便秘、鸬鹚咯等。

沾草子

【土家语】抛筒席克查 paox tongr xir ker car

【国际音标】p'au^{55} t'nŋ^{21} ɕi^{21}k'e^{21} ts'a^{21}

【异名】豨莶草，猪冠麻叶。

【来源】为菊科植物豨莶 *Siegesbeckia orientalis* L. 的全草。

【药性】性冷，味辣、苦。有小毒。

【功用】赶风安神，除湿止痛，发表散热，败毒消肿。用于头晕失眠、风湿关节痛、风热感冒、蛇虫咬伤等。

空心泡

【土家语】里可倮空不利 lix kox lox kongx buf lif

【国际音标】li^{55} k'o^{55} lo^{55} k'uŋ^{55} pu^{55} li^{35}

【异名】田坎泡，倒触伞。

【来源】为蔷薇科植物空心泡 *Rubus rosaefolius* Smith. 的全株。

【药性】性冷，味微辣、苦、涩。

【功用】收敛止血，赶火燥湿，活血疗伤，败毒生肌。用于多种出血、湿热泻痢、跌打损伤、水火烫伤等。

九 画

珍珠风

【土家语】炮竹卡蒙 paof zuf kar mongr

【国际音标】p'au^{35} tsu^{35} k'a^{21} miŋ^{21}

【异名】炮竹树，白蜡树，金珠枫。

【来源】为马鞭草科植物紫珠 *Callicarpa bodinieri* Lévl. 的叶及树皮。

【药性】性平，味涩、微苦、微辣。

【功用】收敛止血，赶风除湿，镇静定晕，败毒消肿。用于各种出血、风湿关节痛、头晕病、疮疡肿毒等。

珍珠草

【土家语】尔他八提布利席克查 ex tax bar tir buf lix xir ker car

【国际音标】e^{55} t'a^{55} pa^{21} t'i^{21} pu^{35}li^{55} ɕi^{21} k'e^{21}ts'a^{21}

【异名】叶下珍珠，叶后珠，粟杨梅。

【来源】为大戟科植物叶下珠 *Phyllanthus urinaria* L. 的全株。

【药性】性冷，味微苦、甜、淡。

【功用】健胃消积，赶火利尿，燥湿止痢，败毒消肿。用于小儿疳积、尿积症、红白痢疾、毒蛇咬伤等。

草　乌

【土家语】五毒 wux dur

【国际音标】wu^{55} tu^{21}

【异名】草乌头，川乌，毒公，土附子。

【来源】为毛茛科植物乌头 *Aconitum carmichaeli* Debx. 的块根。

【药性】性热、味麻、辣、苦。有毒。

【功用】麻醉镇痛，活血疗伤，散寒除湿，引火归原，败毒消肿。用于跌打伤痛、寒湿关节痛、久患口疮、疮疖肿毒等。

荞麦三七

【土家语】起麦三七 kanr kux qix mersanx qir

【国际音标】$k'an^{21}$ $k'u^{55}$ $tɕ'i^{55}$ me^{21} san^{55} $tɕ'i^{21}$

【异名】野荞麦，铁菱角，天荞蔸，荞当归，开金锁。

【来源】为蓼科植物金荞麦 *Fagopyrum dibotrys*（D. Don）Hara. 的根茎及全草。

【药性】性微冷，味辣、苦、微甜。

【功用】活血止痛，赶火燥湿，补虚定眩。用于跌打损伤、痛经、痢疾、头晕等。

药木瓜

【土家语】阿屁屁木瓜 ar pix pix mur guax

【国际音标】a^{21} $p'i^{55}$ $p'i^{55}$ mu^{21} kua^{55}

【异名】铁脚梨，秋木瓜，酸木瓜。

【来源】为蔷薇科植物皱皮木瓜 *Chaenomeles speciosa*（Sweet）Nakai. 的果实和叶。

【药性】性平，味酸、甜、淡。

【功用】开胃赶食，收敛止泻，除湿退黄，缓急舒筋。用于食积腹胀、湿盛水泻、黄疸病、小腿抽筋等。

药百合

【土家语】青苦里 qinx kux lix

【国际音标】tɕ'in^{55} k'u^{55} li^{55}

【异名】野百合，夜合花，白花百合。

【来源】为百合科植物百合 *Lilium brownii* F. E. Brown ex Miellez var. *viridulum* Baker. 的鳞茎。

【药性】性微冷、味甜，微苦。

【功用】润肺止咯，补虚定晕，活血疗伤，败毒消肿。用于肺燥干咯、体虚头晕、跌打损伤、猴儿疱等。

指甲花

【土家语】借从采 jief congr caix

【国际音标】tɕie^{35} ts'uŋ^{21} ts'ai^{55}

【异名】急性子，小桃红，透骨草。

【来源】为凤仙花科植物凤仙花 *Impatiens balsamina* L. 的全株。

【药性】性冷，味苦、辣，有小毒。

【功用】赶火败毒，活血通经，散瘀止痛。用于毒蛇咬伤、痛经、跌打肿痛、痈疮肿毒等。

星宿菜

【土家语】牛秋串 niur qiux cuanf

【国际音标】ȵiu^{21} tɕ'iu^{55} ts'uan^{35}

【异名】大田基黄，散血草，红筷子，矮桃草，定经草，拔血红。

【来源】为报春花科植物红根草 *Lysimachia fortunei* Maxim. 的全株。

【药性】性微冷，味苦、辣。

【功用】活血调经，赶火发表，燥湿止带。用于月经不调、跌打损伤、风热感冒、摆白等。

响铃草

【土家名】聋科里席克查 longx kox lix xir ker car

【国际音标】$luŋ^{55}$ $k'o^{55}$ li^{55} $çi^{21}$ $k'e^{21}$ $ts'a^{21}$

【异名】响亮草，野花生，响铃豆，铃铃草，肾气草。

【来源】为豆科植物假地蓝 *Crotalaria ferruginea* Gran. 的根或全草。

【药性】性微冷，味甜、苦。

【功用】补肾聪耳，利胆退黄，燥湿止带，败毒消肿。用于耳鸣失聪、黄疸病、摆白、疮疡肿毒等。

香药

【土家语】糯冲被卡 lof congx bif kar

【国际音标】lo^{35} $ts'uŋ^{55}$ pi^{35} $k'a^{21}$

【异名】台乌，小樟树，矮樟树。

【来源】为樟科植物乌药 *Lindera aggregata*（Sims.）Kosterm. 的根。

【药性】性热，味辣、苦。

【功用】赶气消胀，赶风除湿，活血疗伤。用于脘腹胀满、疝气、风湿腰痛、跌打损伤等。

香樟

【土家语】糯冲卡 of congx kar

【国际音标】lo^{35} ts'uŋ^{55} k'a^{21}

【异名】油樟，乌樟。

【来源】为樟科植物樟树 *Cinnamomum camphora*（L.）Presl. 的根、树皮及叶。

【药性】性热，味辣、微苦。

【功用】赶气消胀，温中止痛，活血疗伤，赶风除湿。用于脘腹胀满、胃脘冷痛、跌打损伤、风湿身痛等。

香叶子

【土家语】尔他香卡 ex tax xianx kar

【国际音标】e^{55} t'a^{55} çian^{55} k'a^{21}

【异名】大香叶，冷青子，红木姜。

【来源】为樟科植物香叶树 *Lindera communis* Hemsl. 的枝叶及茎皮。

【药性】性微热，味辣、微涩。

【功用】赶气消胀，温胃止痛，活血疗伤，收敛止血。用于食积腹胀、胃脘冷痛、跌打损伤、外伤出血等。

香附子

【土家语】香附子 xlanx huf zix

【国际音标】çoan^{55} xu^{35} tsi^{55}

【异名】香附，吊马棕。

【来源】为莎草科植物莎草 *Cyperus rotundus* L. 的根茎。

【药性】性平，味辣、微苦。

【功用】赶气散结，活血疗伤，调经止痛。用于脘腹胀痛、疝气肿胀、外伤肿胀、痛经等。

香血藤

【土家语】灭尔二拉被 miev ex lax bif

【国际音标】mie^{53} e^{53} la^{55} pi^{35}

【异名】野五味，小血，小血藤，钻岩尖，钻骨风。

【来源】为五味子科植物铁箍散 *Schisandra propinqua* (Waii.) Baill. *var. sinensis* Oliv. 的根、藤茎及叶。

【药性】性平，味辣、甜。

【功用】活血疗伤，赶风通络，调经止痛，缓和药性。用于跌打损伤、风湿麻木、月经不调、缓解毒副作用等。

兔耳风

【土家语】所那致 sox naf zif

【国际音标】so^{55} $ɳa^{35}$ tsi^{35}

【异名】一炷香，一支香，一支箭。

【来源】为菊科植物杏香兔耳风 *Ainsliaea fragrans* Champ. 的全草。

【药性】性冷，味甘、辣、微苦。

【功用】赶火止血，活血疗伤，健胃消积，败毒消肿。用于肺痨咯血、跌打损伤、小儿疳积、毒蛇咬伤等。

姜

【土家语】可苏 kox sux

【国际音标】$k'o^{55}$ su^{55}

【异名】生姜。

【来源】为姜科植物姜 *Zingiber officinale* Rosc. 的新鲜根茎。

【药性】性微热，味辣、微苦。

【功用】赶寒发表，赶风止痛，和胃止呕，赶气消胀。用于风寒感冒、伤风头痛、恶心欲呕、脘腹胀痛等。

前 护

【土家语】阿川芎 ar cuasnx xongx

【国际音标】a^{21} $ts'uan^{55}$ $ɕuŋ^{55}$

【异名】岩川芎，鸡脚前胡，水前胡，土当归。

【来源】为伞形科植物白花前胡 *Peucedanum praeruptorum* Dunn. 的根。

【药性】性微冷，味辣，微苦。

【功用】赶火止咯，赶风止痛，除湿通络，败毒消肿。用于肺热咳嗽、伤风头痛、风湿腿痛、无名肿毒等。

烂泥巴树

【土家语】八致聋迫卡 bar zif longx per kar

【国际音标】pa^{21} tsi^{35} $luŋ^{55}$ $p'e^{21}$ $k'a^{21}$

【异名】叨里木，大接骨丹，水冬瓜木。

【来源】为山茱萸科植物有齿鞘柄木 *Toricellia anguiata* Oliv. var. *intermedia*（Harms）Hu. 的根及嫩尖。

【药性】性微冷，味辣，微苦。

【功用】活血化瘀，赶风除湿，败毒化痰，截疟。用于内伤瘀血、风湿关节痛、火流痰、三分症等。

活血三七

【土家语】哈社他 har sef tax

【国际音标】xa[21] se[35] t'a[55]

【异名】景天，打不死，九还阳，土三七，蚕豆三七。

【来源】为景天科植物八宝 *Hylotelephium erythrostictum* (Miq.) H. Ohba. 的全草。

【药性】性微冷，味酸、辣。

【功用】赶火败毒，活血疗伤，收敛生肌。用于水火烫伤、跌伤肿痛、枪伤、毒蛇咬伤等。

络石藤

【土家语】热书二拉 ref sux ef lax

【国际音标】ze[35] su[55] e[35] la[55]

【异名】白花藤，风藤，折骨草。

【来源】为夹竹桃科植物络石 *Trachelospermum jasminoides* (Lindi.) Lem. 的带叶藤茎。

【药性】性微冷，味辣、苦、微涩。

【功用】赶风除湿，止血安胎，赶火定惊，败毒消肿。用于风湿骨痛、胎动不安、小儿惊风、毒蛇咬伤等。

绒蒿

【土家语】信嘎克思被 xinf gax kex six bif

【国际音标】çin[35] ka[55] k'e[55] si[55] pi[35]

【异名】白头蒿，绵茵陈，小青蒿。

【来源】为菊科植物茵陈蒿 *Artemisia capillaries* Thunb. 的地上部分。

【药性】性冷，味苦、淡、涩。

【功用】赶火透湿，利水消肿，败毒截疟，收敛止血。用于黄疸病、水鼓胀、三分症、外伤出血等。

十画

艳山红

【土家语】卡亏哈卡卜 qiar kuix har kax pux

【国际音标】tɕ'ia^{21} k'ui^{55} xa^{21} k'a^{55} p'u^{55}

【异名】满山红，映山红，清明花。

【来 源】为杜鹃花科植物杜鹃花 *Rhododendron simsii* Planch. 的全株。

【药性】性微冷，味辣、酸。一说有毒。

【功用】发表止咯，活血疗伤，收敛止血，赶火败毒。用于风热咳嗽、多种出血、跌打损伤、痈疮肿毒等。

赶山鞭

【土家语】铺给梯科倮 puf gax tix kox lox

【国际音标】p'u^{35} ke^{55} t'i^{55} k'o^{55} lo^{55}

【异名】九龙盘，九节龙，竹根七，潦叶七，一寸十八节。

【来源】为百合科植物蜘蛛抱蛋 *Aspidistra elatior* Bl. 的全株。

【药性】性微热，味甜、辣、苦。

【功用】活血疗伤，赶风除湿，补肾健骨，益精助孕。用于跌打损伤、风湿身痛、腰膝酸软、无子症等。

盐荽菜

【土家语】香哈车 xianx hax cex

【国际音标】ɕ'ian^{55} xa^{55} ts'e^{55}

【异名】香菜，筵席菜，胡荽，满天星。

【来源】为伞形科植物芫荽 *Coriandrum sativum* L. 的全株及

果实。

【药性】性热，味辣。

【功用】赶风散寒，宣透麻疹，消食化积，杀虫止痒。用于风寒感冒、麻疹不透、小儿疳积、肛门瘙痒等。

莓茶

【土家语】窝泽胖思 wov cer panf six

【国际音标】wo^{53} ts'e^{21} p'an^{35} si^{55}

【异名】灵芝草，长寿藤，茅岩莓。

【来源】为葡萄科植物显齿蛇葡萄 *Ampelopsis grossedentata* (Hand. -Mazz.) W. T. Wang. 的茎叶或根。

【药性】性微冷，味甜、苦。

【功用】养心安神，赶火败毒，通利大便。用于心慌心跳、喉蛾、痈肿疮毒、大便秘结等。

桂鱼风

【土家语】色查鲁嘎席克查 ser car lux gax xir ker car

【国际音标】se^{21} ts'a^{21} lu^{55} ka^{55} ɕi^{21} k'e^{21} ts'a^{21}

【异名】仙灵脾，三叉骨，铁耙头，三枝九叶草。

【来源】为小檗科植物淫羊藿 *Epimedium brevicornum* Maxim. 的根和茎叶。

【药性】性热（一说微冷），味甜、微辣、微苦。

【功用】温肾补阳，缩尿止遗，赶风散寒，败毒消肿。用于肾虚阳痿、尿频遗尿、风湿腰腿痛、多发性疱疖等。

桐油

【土家语】桐色四 tongr ser sif

【国际音标】t'uŋ^{21} se^{21} si^{35}

【异名】桐子树油。

【来源】为大戟科植物油桐 *Vernicia fordii*（Hemsl.）Airy - Shaw. 榨取的油脂。

【药性】性冷，味甜、微辣。有毒。

【功用】赶火败毒，宣肺止咯，泻下通便，催吐排毒。用于水火烫伤、咳喘痰鸣、大便干结、食物中毒等。

破骨风

【土家语】鲁嘎皮二拉 lux gax pir ex lax

【国际音标】lu^{55} ka^{55} p'i^{21} e^{35} la^{55}

【异名】破藤风，碎骨风，散骨藤。

【来源】为木犀科植物清香藤 *Jasminum lanceolarium* Roxb. 的根及茎。

【药性】性微热，味苦、辣。

【功用】赶风除湿，赶寒止痛，活血通络。用于风湿骨痛、风寒头痛、跌打损伤、腰痛等。

破铜钱

【土家语】铜钱皮嘎 拉 tongr qianr pir gar lax

【国际音标】t'uŋ^{21} tɕ'ian^{21} p'i^{21} ka^{21} la^{55}

【异名】铜钱草，马蹄草，金钱草。

【来源】为伞形科植物积雪草 *Centella asiatica*（L.）Urban. 的全草。

【药性】性冷，味淡。

【功用】赶火生津，利尿化石，败毒消肿，活血疗伤。用于高烧烦渴、尿路结石、毒蛇咬伤、毒蕈中毒等。

破皮走血

【土家语】三百棒 sanx bex banf

【国际音标】san^{55} pe^{55} pan^{35}

【异名】见血散，刮皮见血，剥皮打，见血飞。

【来源】为芸香科植物飞龙掌血 *Toddalia asiatica*（L.）Lam. 的根及叶。

【药性】性热，味辣、麻、苦、涩。

【功用】疗伤接骨，赶风除湿，赶气活血，收敛止血。用于跌打骨折、风湿腰痛、麻症、吐血便血等。

鸭脚板

【土家语】洒吉爬 sav jir par

【国际音标】sa^{53} $tɕi^{21}$ $p'a^{21}$

【异名】野芹菜，鸭脚掌，水白芷，三叶芹。

【来源】为伞形科植物鸭儿芹 *Cryptotaenia japonica* Hassk. 的全草。

【药性】性热，味辣。

【功用】赶食化积，赶气除胀，活血疗伤，赶风止痒。用于小儿疳积、脘腹胀满、跌打损伤、风坨等。

钻墙风

【土家语】凌霄卡普 lenr xiaox kax pux

【国际音标】len^{21} $ɕiau^{55}$ $k'a^{55}$ $p'u^{55}$

【异名】凌霄花，钻骨风，倒挂金钟，吊墙花，过江龙。

【来源】为紫葳科植物凌霄 *Campsis grandiflora*（Thunb）Loisel ex K. Schum. 的根皮、茎叶及花。

【药性】性微冷，味辣、酸。

【功用】活血疗伤，化瘀通经，赶风止痛，败毒消肿。用于跌打扭伤、痛经闭经、风湿腰腿痛、痈疽疔疖等。

铁 搜

【土家语】利八谷 lif bar gur

【国际音标】li^{35} pa^{21} ku^{21}

【异名】老君扇，上山虎，搜山虎，开喉剑。

【来源】为鸢尾科植物射干 *Belamcanda chinensis*（L.）DC. 的根茎及花。

【药性】性冷，味苦。

【功用】泻下通便，败毒利咽，赶火止咳。用于热结便秘、喉蛾、肺热咳嗽、猴儿疱等。

铁 马 鞭

【土家语】写马鞭 xiev max bianx

【国际音标】$ɕie^{53}$ ma^{55} $pian^{55}$

【异名】马鞭梢，大马鞭，铁马莲，铁马线。

【来源】为马鞭草科植物马鞭草 *Verbena officinalis* L. 的全草。

【药性】性冷，味淡、苦、辣。

【功用】透湿退黄，赶火利尿，活血疗伤。用于黄疸病、尿积症、湿热腹泻、跌打损伤等。

铁 灯 台

【土家语】吉那尺莲 jir nax cir lanr

【国际音标】$tɕi^{21}$ $ɳa^{55}$ $ts'i^{21}$ lan^{21}

【异名】独脚莲，蚤休，重楼，七叶莲，海螺七。

【来源】为百合科植物七叶一枝花 *Paris polyphylla* Smith. 的根茎。

【药性】性冷，味辣、苦。有小毒。

【功用】赶火败毒，活血疗伤，赶气止痛。用于毒蛇咬伤、痈疮疔毒、跌打损伤、胃脘胀痛等。

铃铃草

【土家语】日阿被拉席克查 rar bif lax xir ker car

【国际音标】za^{21} pi^{35} la^{55} $çi^{21}$ $k'e^{21}$ $ts'a^{21}$

【异名】小无心菜，鹅不食草，蚤缀，鸡肠子草，鹅肠子草。

【来源】为石竹科植物无心菜 *Arenaria serpyllifolia* L. 的全草。

【药性】性冷，味苦。

【功用】败毒止咯，赶火消肿，明目退翳。用于肺痨咳嗽、毒蛇咬伤、喉蛾、目生星翳等。

笔筒草

【土家语】鲁嘎阿洒席克查 lux gax ax sax xir ker car

【国际音标】lu^{55} ka^{55} a^{55} sa^{55} $çi^{21}$ $k'e^{21}$ $ts'a^{21}$

【异名】笔杆草，接骨草，节节草，锉草。

【来源】为木贼科植物木贼 *Hippochaete hiemale*（L.）Borher. 的全草。

【药性】性微冷，味辣、微苦、微涩。

【功用】接骨疗伤，赶风止痒，赶火明目，收敛止血。用于跌打骨折、风坨、目赤生翳、痔疮下血等。

倒挂金钩

【土家语】科钩子莲 kox goux zix lianr

【国际音标】k'o^{55}kau^{55} tsi^{55} lian^{21}

【异名】金钩莲，双钩，鹰爪风，内红消（根）。

【来源】为茜草科植物钩藤 *Uncaria rhynchophylla*（Miq.）Miq. ex Havil. 的带钩茎枝、根及花。

【来性】性冷，味辣、微甜、微苦。

【功用】赶火止痉，赶风止痛，升提固脱。用于痉挛抽搐、头痛头晕、风湿骨痛、吊茄子等。

鬼箭羽

【土家语】托托惹葩 tor tor rex pax

【国际音标】t'o^{21} t'o^{21} ze^{55} p'a^{55}

【异名】梳篦风，四面风，四方风，四把刀。

【来源】为卫矛科植物卫矛 *Euonymus alatus*（Thunb.）Sieb. 的具翅状物枝条及根。

【药性】性冷，味辣、苦。

【功用】赶火除湿，活血疗伤，逐瘀消坚，赶风止痒。用于风湿骨痛、跌打损伤、腹内肿块、风坨等。

胭脂花

【土家语】胭脂卡普 yanx zix kax pux

【国际音标】jan^{55} tsi^{55} k'a^{55} p'u^{55}

【异 名】土天麻，假天麻，假洋参。

【来源】为紫茉莉科植物紫茉莉 *Mirabilis jalapa* L. 的根及全草。

【来性】性微冷，味甜、淡。

【功用】赶火利尿，透湿止带，败毒消肿，活血疗伤。用于尿积症、摆白、喉蛾、外伤肿痛等。

鸳鸯花

【土家语】翁各卡普 ongx guor kax pu

【国际音标】uŋ[55] ko[21] k'a[55] p'u[55]

【异名】银花，二宝花，双花，忍冬花。

【来源】为忍冬科植物金银花 *Lonicera japonica* Thunb. 的花、叶及藤茎。

【药性】性冷，味微甜。

【功用】赶火退烧，赶风发表，通络止痛，败毒消肿。用于高烧不退、风热感冒、风湿关节痛、痈疮疔疖等。

高粱七

【土家语】翁巴七 ongx bax qir

【国际音标】uŋ[55] pa[55] tɕ'i[21]

【异名】水高粱，山高粱，芭茅三七。

【来源】为禾本科植物拟高粱 *Sorghum propinquum*（Kunth）Hitehc. 的根状茎。

【药性】性冷，味甜、淡。

【功用】赶火生津，化痰止咳，除湿通络，活血止痛。用于高烧不退、肺热咳嗽、风湿关节痛、跌打伤痛等。

疳积草

【土家语】日阿鲁嘎香席克查 rar lux gax xianx xir ker car

【国际音标】za[21] lu[55] ka[55] ɕ'ian[55] ɕ'i[21] k'e[21] ts'a[21]

【异名】鸡骨香，狗肝菜、状元草，六角仙。

【来源】为爵床科植物爵床 *Rostellularia procumbens*（L.）Nees. 的全草。

【药性】性微冷，味辣、甜、淡。

【功用】赶食化积，透湿退黄，赶火发表，活血疗伤。用于小儿疳积、黄疸病、感冒发烧、跌打损伤等。

凉粉叶

【土家语】夹巴拿魁尔他 jiar bar iar kuix ex tax

【国际音标】tɕia^{21} da^{21} la^{21} k'ui^{55} e^{55} t'a^{55}

【异名】铁箍散，臭娘子，臭常山，公水莽藤，腐婢。

【来源】为马鞭草科植物豆腐柴 *Premna microphylla* Turcz. 的茎叶及根。

【药性】性冷，味苦、微辣。

【功用】赶火败毒，活血止痛，燥湿止泻，截疟。用于痈疮疔毒、扭伤肿痛、暑湿腹泻、三分症等。

益母蒿

【土家语】业司列翁席克查 nier six liex ongr xir ker car

【国际音标】ȵie^{21} si^{55} lie^{55} uŋ^{21} ɕi^{21} k'e^{21} ts'a^{21}

【异名】月母草，野油麻，铁麻干，茺蔚，坤草。

【来源】为唇形科植物益母草 *Leonurus japonicus* Houtt. 的全草和种子。

【药性】性微冷，味辣、苦、淡。

【功用】活血调经，燥湿止带，利水透湿，赶火败毒。用于月经不调、摆白、水肿病、疮疡肿毒等。

润筋草

【土家语】窝列碰七 wov lier pongf qir

【国际音标】wo^{53} lie^{21} $p'u\eta^{35}$ $t\c{c}'i^{21}$

【异名】强盗药、蛇尾七，软筋藤，竹根七。

【来源】为百合科植物吉祥草 *Reineckia carnea*（Andr.）Kunth. 的全株。

【药性】性微冷，味甜、辣、苦。

【功用】活血疗伤，赶风除湿，败毒透疹，赶火止咯。用于跌打损伤、风湿关节痛、麻毒内陷、肺热咳喘等。

通天大黄

【土家语】号筒杆 haof tongr ganx

【国际音标】xan^{35} $t'u\eta^{21}$ kan^{55}

【异名】通大海，泡通珠。

【来源】为罂粟科植物博落回 *Macleaya cordata*（Willd.）R. Br. 的根或全草。

【药性】性冷，味涩、麻、辣。有毒。

【功用】杀虫止痛，败毒消肿。用于钩虫病、虫牙痛、梅毒溃烂、疔疮肿痛等。

绿葡萄

【土家名】尔他所欸二拉 ex tax sox eix ef lax

【国际音标】e^{55} $t'a^{55}$ so^{55} ei^{55} e^{35} la^{55}

【异名】三叶藤，金刚散。

【来源】为葡萄科植物三裂蛇葡萄 *Ampelopsis delavayana*（Franch.）Planch. 的根及茎藤。

【药性】性微冷，味甜、辣、苦。

【功用】活血疗伤，赶风除湿，败毒排脓。用于跌打损伤、风湿腿痛、流痰、痈疮肿毒等。

十一画

黄三七

【土家语】阿地库七 ax dir kuf qir

【国际音标】a^{55} ti^{21} $k'u^{35}$ $tɕ'i^{21}$

【异名】竹叶三七，竹节参，玉竹，黄脚鸡。

【来源】为百合科植物深裂竹根七 *Disporopsis pernyi*（Hua）Diels 的根茎。

【药性】性平，味甜。

【功用】养阴润肺，益气扶正，健胃赶食，补肾止遗。用于肺痨干咯、病后虚弱、小儿疳积、尿频跑马等。

黄瓜香

【土家语】黄瓜香 huanr guar xianx

【国际音标】$xuan^{21}$ kua^{21} $ɕian^{55}$

【别 名】毛毛香，黄瓜菜，提脓草，抽脓拔。

【来源】堇菜科植物匍伏堇 *Viola diffusa* Ging. 的全草入药。

【药性】性冷，味甜、微苦。

【功用】益精助孕，败毒消肿。用于精亏不孕、痈疮疔毒、癫狗咬伤、半夏中毒等。

黄荆条

【土家语】马哭利卡 max kux lif kar

【国际音标】ma[55] k'u[21] li[35] k'a[21]

【异名】黄荆，黄浆条，土常山，蚊子柴。

【来源】为马鞭草科植物牡荆 *Vitex negundo* L. var. *cannabifolia*（Sieb. et Zucc.）Hand. -Mazz. 的全株。

【药性】性微冷，味辣、苦、涩。

【功用】赶火发表，止咳止泻，固精止遗。用于风热感冒、肺热咳喘、湿热吐泻、跑马遗尿等。

黄栀子

【土家语】栀子卡普布里 zix zix kax pux buf lix

【国际音标】tsi[55] tsi[55] k'a[55] p'u[55] pu[35] li[55]

【异名】黄珠子，山栀子，支子。

【来源】为茜草科植物栀子 *Gardenia jasminoides* Ellis. 的果实及根。

【药性】性冷，味苦。

【功用】赶火除烦，凉血止血，除湿退黄，散瘀疗伤。用于高烧心烦、血热出血、黄疸病、扭伤肿痛等。

黄剥皮

【土家语】黄柏他爬 huanr bef tax par

【国际音标】xuan[21] pe[35] t'a[55] p'a[21]

【异名】黄柏，黄包皮，黄檗。

【来源】为芸香科植物黄皮树 *Phellodendron chinense* Schneid. 的树皮。

【药性】性冷，味苦。

【功用】赶火燥湿，败毒敛疮，利尿消积。用于湿热泻痢、水火烫伤、痔疮肿痛、尿积症等。

黄桑叶

【土家语】破挫尔他 pof cox ex tax

【国际音标】p'o^{35} ts'o^{55} e^{55} t'a^{55}

【异名】黄桑，蚕叶，铁扇子，家桑。

【来源】为桑科植物桑 *Morus alba* L. 的叶。

【药性】性冷，味苦、辣。

【功用】散热发表，赶火止咳，明目，赶风止痛。用于风热感冒、肺热咳嗽、红眼病、头晕头痛等。

萝卜

【土家语】拉白 lax bex

【国际音标】la^{55} pe^{55}

【异名】地骷髅，地灯笼，寿星头（根），莱菔子（种子）。

【来源】为十字花科植物莱菔 *Raphanus sativus* L. 的老根及种子。

【药性】性平，味甜、淡。

【功用】健胃赶食，消水退肿，利尿化石，赶气止痛。用于小儿疳积、水臌胀、尿路结石、腹胀腹痛等。

梦花

【土家语】目直卡普 mur zir kax pux

【国际音标】mu^{21} tsi^{21} k'a^{55} p'u^{55}

【异名】蒙花，密蒙花，雪花树，黄瑞香。

【来源】为瑞香科植物结香 *Edgeworthia chrysantha* Lindl. 的花蕾、根、根皮及枝叶。

【药性】性平，味甜、辣。

【功用】养心安神，赶风止痛，止血安胎。用于多梦、神癫、风湿骨痛、胎动不安等。

葵花

【土家语】劳思思 laor six six

【国际音标】lau^{21} si^{55} si^{55}

【异名】向阳花。

【来源】为菊科植物向日葵 *Helianthus annuus* L. 的茎髓和花盘。

【药性】性微冷，味辣、淡、甜。

【功用】赶火利尿，赶风止咳，败毒消痈。用于小便不畅、伤风咳嗽、鸬鹚咳、搭手等。

雪里见

【土家语】窝他捏弄 wov tax niex longv

【国际音标】wo^{53} t'a^{55} ȵe^{55} si^{21} luŋ^{53}

【异名】背蛇生，躲雷草，花脸，铁灯台。

【来源】为天南星科植物雪里见 *Aresaema rhizomatum* C. E. C. Fisch. 的根茎及叶。

【药性】性热，味麻、辣。有大毒。

【功用】赶风镇痛，活血疗伤，败毒消肿。用于风湿关节痛、胃脘痛、跌打损伤、毒蛇咬伤等。

雪冻花

【土家语】树书卡普 suf sux kax pux

【国际音标】su^{35} su^{55} k'a^{55} p'u^{55}

【异名】强盗药，雪里开花，山棉皮。

【来源】为瑞香科植物毛瑞香 *Daphne odora* Thunb. var. *atrocaulis Rehd.* 的根皮及茎皮。

【药性】性热，味辣、苦、涩。有小毒。

【功用】赶寒除湿，活血疗伤，赶风通络，杀虫止痛。用于寒湿关节痛、跌打伤痛、坐骨神经痛、虫牙痛等。

接骨风

【土家语】鲁嘎阿洒卡 lux gax ax sax kar

【国际音标】lu^{55} ka^{55} a^{55} sa^{55} $k'a^{21}$

【异名】八棱麻，八里麻。

【来源】为忍冬科植物接骨木 *Sambucus williamsii* Hance. 的茎枝和根。

【药性】性平，味辣、苦、淡。

【功用】活血疗伤，接骨续筋，赶风除湿，利水消肿。用于跌打扭伤、骨折、风湿腰腿痛、水肿病等。

救兵粮

【土家语】报起布利卡 baof qix buf lif kar

【国际音标】pau^{35} $tɕ'i^{55}$ pu^{35} li^{35} $k'a^{21}$

【异名】救命粮，木瓜子，火把果，赤阳子。

【来源】为蔷薇科植物火棘 *Pyracantha fortuneana*（Maxim.）Li. 的叶、果实及根。

【药性】性微冷，味酸、涩、微苦。

【功用】涩肠止泻，收敛止血，除湿止痛，败毒消肿。用于湿盛水泻、吐血便血、风湿腰痛、疮疖肿毒等。

野烟

【土家语】务打举 wuf dax jix

【国际音标】wu^{35} ta^{55} $tçi^{55}$

【异名】翻天印，牛打架，挖耳草，野葵花。

【来源】为菊科植物金挖耳 *Carpesium divaricatum* Sieb. et Zucc. 的全草。

【药性】性冷，味苦、辣。有小毒。

【功用】赶火败毒，燥湿止泻，赶风止痛。用于癫狗咬伤、疔疮肿毒、腹痛水泻、风湿关节痛等。

野花椒

【土家名】抗苦错布 kanr kux cof buf

【国际音标】$k'an^{21}$ $k'u^{55}$ $ts'o^{35}$ pu^{35}

【异名】狗花椒，山花椒，臭花椒。

【来源】为芸香科植物竹叶椒 *Zanthoxylum armatum* DC. 的果实、根及叶。

【药性】性热，味麻、辣、苦。小毒。

【功用】温胃散寒，赶风除湿，活血疗伤，败毒消肿。用于胃脘冷痛、风湿骨痛、跌打伤痛、肛门脓肿等。

野茄子

【土家语】若色不利席克查 rof ser buf lif xir ker car

【国际音标】zo^{35} se^{21} pu^{35} li^{35} $çi^{21}$ $k'e^{21}$ $ts'a^{21}$

【异名】羊屎草，粘草子，痴头婆。

【来源】为菊科植物苍耳 *Xanthium sibiricum* Patrin ex Widder. 带总苞的果实、根和全草。

【药性】性热，味辣、苦。有小毒。

【功用】赶寒除湿，通关开窍，赶风止痒。用于寒湿关节痛、感冒鼻塞、耳聋失聪、风坨等。

野扁豆

【土家语】抗苦泽可皮 kanr kux cer lox pir

【国际音标】k'an^{21} k'u^{55} ts'e^{21} k'o^{55} p'i^{21}

【异名】野鹅眉豆，山绿豆，野赤小豆。

【来源】为豆科植物毛野扁豆 *Dunbaria villosa*（Thunb.）Makino. 的根。

【药性】性平，味甜、淡、辣。

【功用】赶气止痛，赶风除湿，败毒消肿，止带。用于胃脘胀痛、风湿关节痛、毒蛇咬伤、摆白等。

野南瓜

【土家语】抗苦那土 kanr kux naf tux

【国际音标】k'an^{21} ku^{55} ȵa^{35} t'u^{55}

【异名】千锤打，斋巴树，铁门拴，铁暂板，血泡木。

【来源】为大戟科植物算盘子 *Glochidion puberum*（L.）Hutch. 的根、果实及枝叶。

【药性】性微冷，味微苦、微辣、微涩、微甜。

【功用】通经助孕，止血调经，赶火除湿，升提固脱。用于经闭不孕、摆红、湿热积滞、吊茄子等。

野棉花

【土家语】抗若灭华 kanr kux mier huar

【国际音标】k'an^{21} k'u^{55} mie^{21} xua^{21}

【异名】打破碗花花，山棉花，秋芍药。

【来源】为毛茛科植物秋牡丹 *Anemone hupehensis* Lem. 的根及叶。

【药性】性微热，味苦。有毒。

【功用】镇静安神，散寒止痛，败毒消肿，溃坚透脓。用于癫狂、胃脘冷痛、毒蜂蜇伤、痈疽不溃等。

野萝卜

【土家语】抗苦拉白 kanr kux lax bax

【国际音标】k'an^{21} k'u^{55} la^{55} pe^{55}

【异名】续断，六汗，山萝卜，萝卜三七。

【来源】为川续断科植物川续断 *Dipsacus asperoides* C. Y. Cheng et T. M. Ai. 的根。

【药性】性微热，味甜、辣、苦。

【功用】强腰壮骨，止血安胎，续筋接骨，升提固脱。用于腰脊酸痛、胎动不安、跌打骨折、吊茄子等。

野菊花

【土家语】给司菊 gax six jir

【国际音标】ke^{55} si^{55} tɕi^{21}

【异名】野黄菊，九月菊，山菊花，石艾。

【来源】为菊科植物野菊 *Dendranthema indicum*（L.）Des Moul. 的花及全草。

【药性】性冷，味辣、苦。

【功用】发表退热，赶风定眩，赶火明目，败毒消肿。用于风热感冒、脑风头眩、火眼病、痈疮肿毒等。

野豌豆

【土家语】抗苦碗豆 kanr kux wanx doux

【国际音标】k'an^{21} k'u^{55} wan^{55} təu^{55}

【异名】野绿豆，野皂角。

【来源】为豆科植物大巢菜 *Vicia sativa* L. 的全草及根。

【药性】性冷，味辣、苦。

【功用】健胃赶食，透湿利尿，补虚明目，固崩止血。用于小儿疳积、小便不利、鸡蒙眼、摆红等。

野葡萄

【土家语】抗苦泽胖司 kanr kux cer panf six

【国际音标】k'an^{21} k'u^{55} ts'e^{21} p'an^{35} si^{55}

【异名】山葡萄，栽秧藤，割谷镰藤，乌鞍藤。

【来源】为葡萄科植物葛藟 *Vitis flexuosa* Thunb. 的根及叶。

【药性】性微冷，味辣、甜。

【功用】赶风止痛，健胃消食，败毒消肿。用于风湿关节痛、食积腹胀、水火烫伤、痈疮肿毒等。

野颠茄

【土家语】抗苦卡且且 kanr kux kax qiex qiex

【国际音标】k'an^{21} k'u^{55} k'a^{55} tɕ'ie^{55} tɕ'ie^{55}

【异名】刺辣椒，颠茄草，野茄子，刺天茄，大丁茄。

【来源】为茄科植物牛茄子 *Solanum surattense* Burm f. 的全株。

【药性】性热，味苦、辣。有毒。

【功用】活血止痛，赶风除湿，败毒散结。用于跌打伤痛、风湿腰痛、冻疮、九子疡等。

蛇不过

【土家语】窝拉卡他 wov lax kax tax

【国际音标】wo^{53} la^{55} $k'a^{55}$ $t'a^{55}$

【异名】蛇不钻，蛇不拉，蛇倒退，白大老鸦酸。

【来源】为蓼科植物杠板归 *Polygonum perfoliatum* L. 的全株。

【药性】性冷，味酸。

【功用】败毒消肿，收湿敛疮，赶火止咳。用于毒蛇咬伤、腰带疮、清水疮、鸬鹚咳等。

蛇葡萄

【土家语】窝泽胖司 wov cer panf six

【国际音标】wo^{53} $ts'e^{21}$ $p'an^{35}$ si^{55}

【异名】绿葡萄，假葡萄，野葡萄，山葡萄。

【来源】为葡萄科植物东北蛇葡萄 *Ampelopsis breuipedunculata* (Maxim.) Trautv. 的根、根皮及叶。

【药性】性冷，味辣、苦、微涩。

【功用】赶风除湿，活血疗伤，败毒化痰，收敛止血。用于风湿骨痛、跌打肿痛、巴骨流痰、外伤出血等。

犁头草

【土家语】卡铁科巴席克查 kax tiex kox bax xir ker car

【国际音标】$k'a^{55}$ $t'ie^{55}$ $k'o^{55}$ pa^{55} $ɕi^{21}$ $k'e^{21}$ $ts'a^{21}$

【异名】犁头尖，犁口草，紫花地丁。

【来源】为堇菜科植物长萼堇菜 *Viola inconspicus* Bl. 的全株。

【药性】性冷，味辣、苦。

【功用】赶火败毒，消肿止痛，活血疗伤，燥湿止泻。用于痈疮疔毒、毒蛇咬伤、跌打损伤、湿热腹泻等。

脚板苕

【土家语】替梯乃 tif tix naix

【国际音标】$t'i^{35}$ $t'i^{55}$ $ȵai^{55}$

【异名】山薯，野白薯，野苕，薯蓣。

【来源】为薯蓣科植物山药 *Dioscorea opposita* Thunb. 的块茎及叶。

【来性】性平，味甜。

【功用】补虚壮体，益气健中，固精缩尿，除湿止痒。用于体虚气弱、食欲减退、跑马遗尿、阴痒症等。

猫儿头

【土家语】巴写 dax xiex

【国际音标】pa^{55} $ɕie^{55}$

【异名】贯众，毛狗头，虾公草。

【来源】为乌毛蕨科植物狗脊蕨 *Woodwardia japonica*（L. f.）Smith. 的根茎。

【药性】性微冷，味苦、甜、涩。

【功用】赶火退烧，除湿止痛，壮骨强筋，收敛止血。用于感冒发烧、风湿骨痛、腰膝酸痛、便血等。

猫奶奶

【土家语】莫忙 mor manr

【国际音标】mo^{21} man^{21}

【异名】铳谷子，乌饭藤，铁包金。

【来源】为鼠李科植物光枝勾儿茶 *Berchemia polyphylla* Wall. var. *leioclada* Hand. - Mazz. 的根或茎叶。

【药性】性平，味辣、涩。

【功用】止咯化痰，赶食化积，活血疗伤，生肌敛疮。用于咳嗽痰多、小儿疳积、跌打损伤、水火烫伤等。

麻口皮子药

【土家语】尔他双错布 ex tax suanx cuof duf

【国际音标】e^{55} $t'a^{55}$ $suan^{55}$ $ts'uo^{35}$ pu^{35}

【异名】皮子药，细叶花椒，总管皮，红山椒。

【来源】为芸香料植物柄果花椒 *Zanthoxylum podocarp* Hemsl. 的根皮、茎皮。

【药性】性热，味麻、辣、涩、苦。有小毒。

【功用】麻醉止痛，收敛止血，赶风除湿，活血疗伤。用于脘腹疼痛、胃肠出血、风湿骨痛、跌打伤痛等。

剪刀草

【土家语】色克图沙玉拉 ser kex tur sav yif lax

【国际音标】se^{21} $k'e^{55}$ $t'u^{21}$ sa^{53} ji^{35} la^{55}

【异名】木架梁，莫荚娘，磨架梁，白地栗，水慈姑。

【来源】为泽泻科植物慈姑 *Sagittaria trifolia* L. var. *sinensis* (sins) Makino. 的球茎及全草。

【药性】性冷，味甜、苦、淡。一说有小毒。

【功用】赶火败毒，化痰散结，利尿别浊。用于毒蛇咬伤、对口疮、疡子、尿膏积等。

淡竹叶

【土家语】母被尔他 mux bif ex tax

【国际音标】mu^{55} pi^{35} e^{55}t'a^{55}

【异名】竹叶麦冬，淡竹米，林下竹。

【来源】为禾本科植物淡竹叶 *Lophatherum gracile* Brongn. 的全草。

【药性】性冷，味甜、淡。

【功用】赶火生津，退烧止惊，利尿消积，败毒生肌。用于发烧口渴、小儿惊风、尿积症、口舌生疮等。

婆婆针

【土家语】阿妈安额阿 ax max anx ngax

【国际音标】a^{55} ma^{55} an^{55} ŋa^{55}

【异名】一包针，一把针，鬼骨针。

【来源】为菊科植物鬼针草 *Bidens bipinnata* L. 的全草。

【药性】性冷，味辣、苦。

【功用】赶火败毒，燥湿止泻，赶风止痒。用于咽喉肿痛、湿热泄泻、毒蛇咬伤、风坨等。

十二画

斑鸠窝

【土家语】铺土统 puf tux tongx

【国际音标】p'u^{35} t'u^{55} t'uŋ^{55}

【异名】铁线藤，满天云，硬筋藤。

【来源】为海金沙科植物海金沙 *Lygodium japonicum*

(Thunb.) Sw. 的根及地上部分。

【药性】性冷，味淡、咸。

【功用】利尿排石，活血疗伤，赶火败毒。用于尿路结石、水肿病、跌打损伤、腰带疮等。

散血丹

【土家语】灭尔打皮鸡纳 miev dax pir jix lar

【国际音标】mie^{53} ta^{55} $p'i^{21}$ $tçi^{55}$ la^{21}

【异名】红绣球，土儿红，岩地茇。

【来源】为蔷薇科植物地榆 *Sanguisorba officinalis* L. 的根。

【药性】性微冷，味苦、酸。

【功用】凉血止血，赶火除湿，止泻止带，败毒敛疮。用于血热出血、腹泻、摆白、水火烫伤等。

散血草

【土家语】灭尔打皮席克查 miev dax pir xir ker car

【国际音标】mie^{53} ta^{55} $p'i^{21}$ $çi^{21}$ $k'e^{21}$ $ts'a^{21}$

【异名】满天星。

【来源】为报春花科植物黑腺珍珠菜 *Lysimachia heterogenea* Klatt. 的全株。

【药性】性微冷，味苦、辣。

【功用】活血疗伤，通经止痛，败毒排脓，赶火消肿。用于跌打损伤、痛经、破骨流痰、黑眼疔等。

散血莲

【土家语】灭尔打皮莲 miev dax pir lianr

【国际音标】mie^{53} ta^{55} $p'i^{21}$ $lian^{21}$

【异名】活血莲，鸡血莲，鸡血七。

【来源】为裸子蕨科植物凤丫蕨 *Coniogramme japonica* (Thunb.) Diels. 的根茎。

【药性】性微冷，味辣，微苦。

【功用】活血散瘀，通络止痛，赶风除湿。用于跌打损伤、瘀血经闭、麻症、风湿关节痛等。

葛 巴

【土家语】阿不 ar bur

【国际音标】a^{21} pu^{21}

【异名】野扁葛，鹿藿。

【来源】为豆科植物野葛 *Pueraria lobata* (Willd.) Ohwi. 的根及花。

【药性】性微冷，味辣、甜。

【功用】发表退热，赶火生津，败毒散结。用于风热感冒、高烧口渴、白口疮、九子疡等。

棕树根

【土家语】哭若几那 kuf rof jix lar

【国际音标】$k'u^{35}$ zo^{35} $tɕi^{55}$ la^{21}

【异名】棕巴掌。

【来源】为棕榈科植物棕榈 *Trachycarpus fortunei* (Hook.) H. Wendl. 的根。

【药性】性冷，味辣、涩。

【功用】活血下胎，赶火止血，固精止遗。用于打胎引产、摆红、倒经、男子跑马等。

雄 黄

【土家语】雄黄 xongr huanr

【国际音标】$çuŋ^{21}$ $xuan^{21}$

【异名】黄石，石黄，黄金石，鸡冠石。

【来源】为简单硫化物类雄黄族矿物雄黄 *Realgar*.

【药性】性微冷，味辣、苦，有毒。

【功用】赶火败毒，赶风发表，升提举陷。用于对口疮、毒蛇咬伤、伤风感冒、吊茄子等。

紫 苏

【土家语】泡皮面姐 paof pir mianx jiex

【国际音标】$p'au^{35}$ $p'i^{21}$ $mian^{55}$ $tçie^{55}$

【异名】祖师叶，箭草，红砂药，紫菜，紫稠。

【来源】为唇形科植物紫苏 *Perilla frutescens*（L.）Britt. 的全草。

【药性】性热，味辣。

【功用】赶寒发表，赶气除胀，利水透湿，截疟。用于风寒感冒、脘腹胀满、水肿病、三分症等。

景天三七

【土家语】灭尔屁席克查 miev pif xir ker car

【国际音标】mie^{53} $p'i^{35}$ $çi^{21}k'e^{21}$ $ts'a^{21}$

【异名】三七，马三七，观音坐莲，见血散，吐血草。

【来源】为景天科植物费菜 *Sedum aizoon* L. 的全株。

【药性】性微热，味酸。

【功用】收敛止血，活血疗伤，生肌敛疮，败毒消肿。用于多种出血、跌打损伤、水火烫伤、毒蜂蜇伤等。

铺地白

【土家语】阿石里迷 ar sir liv mir

【国际音标】a^{21} si^{21} li^{55} mi^{21}

【异名】白脚莲，踏地香，毛里一支箭，七月一支枪，大退凉。

【来源】为菊科植物大丁草 *Leibnitzia anandria*（L.）Nakai. 的全草。

【药性】性冷，味苦、涩。

【功用】赶火退烧，燥湿止泻，通络止痛，败毒消肿。用于小儿高烧、湿热泄泻、关节肿痛、毒蛇咬伤等。

铺地红

【土家语】免姐里迷 mianx jiex liv mir

【国际音标】$mian^{55}$ $tçie^{55}$ li^{53} mi^{21}

【异名】青鱼胆，白花蒿。

【来源】为唇形科植物筋骨草 *Ajuga genevensis* L. 的全草。

【药性】性冷，味苦。

【功用】赶火止咯，败毒消肿。用于肺热咳嗽、肺痨病、疔疮肿毒、水火烫伤等。

铺地香

【土家语】里迷 香 liv mir xianx

【国际音标】li^{53} mi^{21} $çian^{55}$

【异名】一株香，铺地灰，铺地白。

【来源】为菊科植物毛大丁草 *Gerbera piloselloides*（L.）Cass.

的全草。

【药性】性冷，味苦、辣。

【功用】赶火止咯，赶气消食，活血疗伤，败毒消肿。用于肺热咳嗽、食积腹胀、跌打损伤、毒蛇咬伤等。

筋骨草

【土家语】夏枯草阿石 xiaf kux caox ar sir

【国际音标】ɕia^{35} k'u^{55} ts'au^{55} a^{21} si^{21}

【异名】青鱼胆，爬爬草，白毛夏枯草。

【来源】为唇形科植物金疮小草 *Ajuga decumbens* Thunb. 的全草。

【药性】性冷、味苦、淡。

【功用】赶火止咯，败毒止痛，利尿消积。用于肺热咳嗽、胆痛症、尿积症、痈疮疔毒等。

鹅脚板

【土家语】压吉爬 yaf jir par

【国际音标】ja^{35} tɕi^{21} p'a^{21}

【异名】骚羊古，蛇倒退，肚寒草。

【来源】为伞形科植物异叶茴芹 *Pimpinella diversifolia* DC. 的全草。

【药性】性冷，味辣、苦。

【功用】败毒消肿，活血疗伤，赶气除胀。用于毒蛇咬伤、跌打损伤、脘腹胀满、无名肿毒等。

辣子七

【土家语】趴古七 pax gux qir

【国际音标】p'a^{55} ku^{55} tç'i^{21}

【异名】竹叶三七，接骨草，尖惊药。

【来源】为爵床科植物九头狮子草 *Peristrophe japonica* (Thunb.) Bremek. 的全株。

【药性】性冷，味辣、微苦。

【功用】活血疗伤，赶火止惊，败毒消肿。用于跌打损伤、小儿惊风、锁喉风、毒蛇咬伤等。

湘西皮子药

【土家语】湘西卡他爬要 xianx xix kar tax par yaof

【国际音标】çian^{55} çi^{55} k'a^{21} t'a^{55} p'a^{21} jau^{35}

【异名】一朵云，一锤锣，山栀茶，崖花海桐，野蒙花。

【来源】为海桐花科植物海金子 *Pittosporum illicioides* Makino. 的根皮、树皮及叶。

【药性】性热，味苦、辣。

【功用】赶寒除湿，赶风止痒，疗伤接骨，败毒消肿。用于寒湿身痛、风坨、跌打骨折、毒蛇咬伤等。

滑油丹

【土家语】泽堋形破 cer pongr xinr por

【国际音标】ts'e^{21} p'uŋ^{21} çin^{21} p'o^{35}

【异名】塘茅草，油婆草。

【来源】为眼子菜科植物眼子菜 *Potamogeton distinctus* Benn. 的全草。

【药性】性冷，味甜、淡。

【功用】凉血止血，利尿消积，润肠通便，赶火败毒。用于血热咯血、尿积症、大便秘结、水火烫伤等。

蛇包谷

【土家语】窝包布 wov baox buf

【国际音标】wo^{53} pan^{55} pu^{35}

【异名】天南星，蛇包谷，野魔芋，野芋头，蛇芋头。

【来源】为天南星科植物一把伞南星 *Arisaema erubescens* (Wall.) Schott. 的根茎。

【药性】性热，味辣、苦。有毒。

【功用】赶寒止咯，赶风止痉，镇静安神，败毒消肿。用于寒痰咳嗽、羊痫风、癫狂症、毒蛇咬伤等。

遍身刀

【土家语】杉卡蒙 saf kar mongr

【国际音标】sa^{35} k'a^{21} muŋ^{21}

【异名】杉树，千把刀，天蜈蚣。

【来源】为杉科植物杉木 *Cunninghamia lanceolata* (Lamb.) Hook. 的根、树皮、叶及油脂。

【药性】根、树皮、叶：性微热，味辣、苦。油脂：性微热，味辣、苦、涩。

【功用】固精止遗，活血疗伤，赶气安神，赶风止痒。用于男子跑马、跌打损伤、气癫、漆疮等。

隔山消

【土家语】首乌阿石 soux wux ar sir

【国际音标】səu^{55} wu^{55} a^{21} si^{21}

【异名】见风消，一肿三消，牛皮消，白首乌。

【来源】为萝藦科植物隔山消 *Cynanchum wilfordii* (Maxim.)

Hemsl. 的块根。

【药性】性平，味甜、淡。

【功用】赶食除胀，健胃化积，透湿止带，消水退肿。用于食积腹胀、小儿疳积、摆白、水肿病等。

十三画

蒜子

【土家语】石托 sir tof

【国际音标】si^{21} t'o^{35}

【异名】石唾，晕菜，独头蒜。

【来源】为百合科植物大蒜 *Allium sativum* L. 的鳞茎及花。

【药性】性热，味辣。

【功用】败毒止泻，芳香定晕，通便，杀虫。用于腹痛泻痢、头晕病、大便不通、懒蛇症等。

蓝地柏

【土家语】吉爬伸席克查 jir par cenx xir ker car

【国际音标】tɕi^{21} p'a^{21} ts'en^{55} ɕi^{21} k'e^{21} ts'a^{21}

【异名】伸脚草，地柏叶，岩萍。

【来源】为卷柏科植物翠云草 *Selaginella uncinata*（Desv.）Spring 的全草。

【药性】性微冷，味微苦、微辣、微涩。

【功用】赶火除湿，舒筋活络，收敛止血，败毒敛疮。用于黄疸病、小腿抽筋、大便下血、水火烫伤等。

蓑衣藤

【土家语】则实二拉 zer sir ef lax

【国际音标】tse^{21} si^{21} e^{35} la^{55}

【异名】花木通，光木通，木通，万年藤。

【来源】为毛茛科植物山木通 *Clematis finetiana* Levl. et Vant. 的藤茎。

【药性】性微冷，味淡、辣。

【功用】消水透湿，赶风通络，活血疗伤，通经止痛。用于水肿病、风湿身痛、跌打扭伤、痛经等。

椿树皮

【土家语】冲母他爬 congx mux tax par

【国际音标】$ts'u\eta^{55}$ mu^{55} $t'a^{55}$ $p'a^{21}$

【异名】椿木香。

【来源】为楝科植物香椿 *Toona sinensis*（A. Juss.）Roem. 的根皮、树皮。

【药性】性微冷，味涩、苦。

【功用】收敛止泻，赶火燥湿，止带止血。用于慢性腹泻、湿热腹泻、摆白症、痔疮出血等。

雷胆子

【土家语】阿尔 ar ev

【国际音标】a^{21} e^{53}

【异名】金线吊葫芦，石猴子，三叶青，蛇附子。

【来源】葡萄科植物三叶崖爬藤 *Tetrastigma hemsleyanum* Diels et Gilg. 的块根及全草。

【药性】性冷，味苦、咸。

【功用】赶火败毒，消肿止痛，软坚散结。用于毒蛇咬伤、猴儿疱、奶疡、疡子等。

蜈蚣

【土家语】蜈蚣铁迫 wur gongr tiex per

【国际音标】wu^{21} kuŋ^{21} t'ie^{55} p'e^{21}

【异名】天龙，百足虫，百脚，金头蜈蚣，千足虫。

【来源】为蜈蚣科动物少棘蜈蚣 *Scolopendra subspinipes mutilans* L. Koch. 的全体。

【药性】性热，味辣。有毒。

【功用】赶风止痉，燥湿止痛，通经活络。用于痉挛抽搐、风湿筋骨痛、头痛顽症、半身瘫痪等。

路边荆

【土家语】恶实树书 wor sir suf sux

【国际音标】wo^{21} si^{21} su^{35} su^{55}

【异名】六月雪，白金条，千年矮，六月冷。

【来源】为茜草科植物六月雪 *Serissa japonica* (Thunb.) Thunb. 的全株。

【药性】性微冷，味辣、淡。

【功用】赶风发表，通络止痛，赶火止痉，利尿通闭。用于风热感冒、半边风、小儿惊风、尿闭不通等。

路边黄

【土家语】拉丘王嘎拉席克查 lax qiux wanr gax lax xir ker car

【国际音标】la^{55} tɕ'iu^{55} wan^{21} ka^{55} la^{55} ɕi^{21} k'e^{21} ts'a^{21}

【异名】仙鹤草，毛将军，脱力草，泻痢草。

【来源】为蔷薇科植物龙牙草 *Agrimonia pilosa* Ledeb. 的全草及根。

【药性】性微冷，味涩、苦、甜。

【功用】收敛止血，败毒止泻，益气补虚，固表止汗。用于各种出血、泻痢腹痛、劳伤乏力、盗汗症等。

蜂子七

【土家语】米马七 mix max qir

【国际音标】mi^{55} ma^{55} tç'i^{21}

【异名】地蜂子，山蜂子，三叉苦，雷震子，地丸子。

【来源】为蔷薇科植物三叶委陵菜 *Potentilla freyniana* Bornm. 的根及全草。

【药性】性冷，味苦、涩。

【功用】赶火燥湿，收敛止血，活络止痛，败毒消肿。用于湿热泻痢、便血、胃脘灼痛、毒蛇咬伤等。

蜂窝球

【土家语】米马统席克查 mix max tongx xir ker car

【国际音标】mi^{55} ma^{55} t'uŋ^{55} çi^{21} k'e^{21} ts'a^{21}

【异名】地牯牛，牯牛草，锣槌草。

【来源】为唇形科植物夏枯草 *Prunella vulgaris* L. 的果穗及全草。

【药性】性冷，味辣、苦。

【功用】赶火明目，赶风止痛，败毒止咳。用于火眼病、伤风头痛、肺痨病、狗咬伤等。

喉咙草

【土家语】泽洛替席克查 cer lor tix xir ker car

【国际音标】ts'e²¹ lo³⁵ t'i⁵⁵ ɕi²¹ k'e²¹ ts'a²¹

【异名】五朵云，清明花，五岳朝天，喉蛾草。

【来源】为报春花科植物点地梅 *Androsace umbellata*（Lour.）Merr. 的全草。

【药性】性冷，味辣、苦。

【功用】赶火败毒，消肿止痛，活血疗伤。用于喉蛾、牙龈肿痛、口舌生疮、跌打损伤等。

矮地茶

【土家语】里阿纳日阿古 liv ax lar raf gux

【国际音标】li⁵³ a⁵⁵ la²¹ za³⁵ ku⁵⁵

【异名】不出林，紫金牛，千年矮。

【来源】为紫金牛植物平地木 *Ardisia japonica*（Thumb.）BI. 的全株。

【药性】性平，味苦、辣。

【功用】止咯化痰，活血疗伤，催产下胎，定惊止痫。用于咳嗽痰多、跌打损伤、胞衣不下、牛痫风等。

辣姜子

【土家语】巴梭尔 bax sox ex

【国际音标】pa⁵⁵ so⁵⁵ e⁵⁵

【异名】山姜子，山苍子，山胡椒。

【来源】樟科植物木姜子 *Litsea pungens* Hemsl. 的果实、根及叶。

【药性】性热，味辣、苦，有香气。

【功用】温胃散寒，赶气除胀，赶风除湿，活血止痛。用于胃脘冷痛、脘腹胀满、寒湿腰痛、跌打伤痛等。

满山香

【土家语】苦咱拉布香 kux zax lax buf xianx

【国际音标】k'u^{55} tsa^{55} la^{55} pu^{35} çian^{55}

【异名】土防风，过山香，十里香。

【来源】为伞形科植物隔山香 *Ostericum citriodorum*（Hance）Yuan et Shan. 的根及全草。

【药性】性微热，味辣。

【功用】赶气消胀，赶风散寒，活血止痛，败毒消肿。用于脘腹胀痛、风寒头痛、痛经、毒蛇咬伤等。

满天星

【土家语】墨那大思布利席克查 mrf naf dax six buf lix xir ker car

【国际音标】me^{35} ɳa^{35} ta^{35} si^{55} pu^{35} li^{55} çi^{21} k'e^{21} ts'a^{21}

【异名】翳子草，破铜钱，千里光，小金钱草。

【来源】为伞形科植物天胡荽 *Hydrocotyle sibthorpoides* Lam. 的全草。

【药性】性冷，味淡、微苦。

【功用】利尿排石，消水退肿，赶火败毒，明目退翳。用于尿路结石、水臌胀、毒蛇咬伤、火眼目翳等。

满坡香

【土家语】八付你香 bar huf nix xianx

【国际音标】pa^{21} xu^{35} ɳi^{55} ɕian^{55}

【异名】山射，满山香，五里香，香草，马蹄香。

【来源】为败酱科植物缬草 *Valeriana officinalis* L. 的根及根茎。

【药性】性热，味辣、苦。

【功用】活血溜胎，赶风散寒，疗伤止痛，镇静安神。用于避孕、风寒头痛、跌打伤痛、心慌失眠等。

薅田泡

【土家语】色克铺布里 ser kex puf buf lix

【国际音标】se^{21} k'e^{55} p'u^{35} pu^{35} li^{55}

【异名】三月泡，四月泡，大暑泡。

【来源】为蔷薇科植物茅莓 *Rubus parvifolius* L. 的全株。

【药性】性冷，味淡、涩。

【功用】赶火利尿，透湿退黄，凉血止血。用于尿积症、感冒高烧、黄疸病、血热出血等。

十四画

酸板草

【土家语】马屎苋 max six hanf

【国际音标】ma^{55} si^{55} xan^{35}

【异名】瓜子草，五行草。

【来源】为马齿苋科植物马齿苋 *Portulaca oleracea* L. 的全草。

【药性】性冷，味酸。

【功用】败毒止泻，赶火止咳，消肿止痛。用于火毒泻痢、鸬鹚咳、猴儿疱、毒蛇咬伤等。

酸筒梗

【土家语】迷米咚咚 mif mix dongr dongx

【国际音标】mi^{35} mi^{55} $tuŋ^{21}$ $tuŋ^{55}$

【异名】土羌活，土大黄，土升麻。

【来源】为蓼科植物虎杖 *Polygonum cuspidatum* Sieb. Et Zucc. 的根茎、根及嫩茎。

【药性】性冷，味酸、苦。

【功用】除湿退黄，赶火止咳，泻下通便，败毒敛疮。用于黄疸病、肺热咳嗽、大便秘结、水火烫伤等。

管仲

【土家语】巴写 bax xiex

【国际音标】pa^{55} $ɕie^{55}$

【异名】贯中，贯仲，百头，伯药。

【来源】为鳞毛蕨科植物粗茎鳞毛蕨 *Dryopteris crassirhizoma* Nakai. 的根茎。

【药性】性冷，味苦、涩。有小毒。

【功用】驱蛔打虫，赶火退烧，燥湿止泻，收敛止血。用于虫积腹痛、感冒发烧、湿热腹泻、多种出血等。

十五画

醉鱼草

【土家语】送闹卡普 songf laof kax pux

【国际音标】$suŋ^{35}$ lau^{35} $k'a^{55}$ $p'u^{55}$

【异名】闹鱼花，铁帚尾，吊阳尘，花灯草，痒见消，羊饱药。

【来源】为醉鱼草科植物醉鱼草 *Buddleja lindleyana* Fort. 的根及茎叶。

【药性】性微冷，味辣、苦，一说有毒。

【功用】活血疗伤，化瘀止痛，败毒消肿，解酒除痨。用于跌打损伤、产后腹痛、痈疮肿毒、酒色劳等。

墨斗草

【土家语】墨斗席克查 mef doux xir ker car

【国际音标】me^{35} tou^{55} $ɕi^{21}$ $k'e^{21}$ $ts'a^{21}$

【异名】旱莲草，墨旱莲，八哥草，莲蓬草。

【来源】为菊科植物鳢肠 *Eclipta prostrata*（L.）L. 的全草。

【药性】性微冷，味酸、甜。

【功用】凉血止血，强腰固精，赶火止泻，败毒消肿。用于血热出血、腰酸跑马、暑湿腹泻、疮疡肿毒等。

黎辣根

【土家语】黎罗机纳 lir lor jix lar

【国际音标】li^{21} lo^{21} $tɕi^{55}$ la^{21}

【异名】黎罗根，一扫光。

【来源】为鼠李科植物长叶冻绿 *Rhamnus crenata* Sieb. et Zucc. 的根及叶。

【药性】性热，味辣、苦。有毒。

【功用】杀虫止痒，赶风燥湿。用于疥疮、铜钱癣、风坨、湿疹等。

十六画及以上

橘子皮

【土家名】切思他爬 qief six tax par

【国际音标】$tɕ'ie^{35}$ si^{55} $t'a^{55}$ $p'a^{21}$

【异名】橘皮，陈皮。

【来源】为芸香科植物橘 *Citrus reticulata* Blanco. 的成熟果皮。

【药性】性热，味辣、苦。

【功用】赶气消胀，散寒止痛，降逆止呕，宣肺止咯。用于脘腹胀痛、胃脘冷痛、恶心呕吐、感冒咳嗽等。

熟鱼子

【土家语】若补 rov bux

【国际音标】zo^{53} pu^{55}

【异名】吴萸子，曲药子，优辣子。

【来源】为芸香科植物吴茱萸 *Evodia rutaecarpa*（Juss.）Benth. 的果实。

【药性】性热，味辣、苦。有小毒。

【功用】温胃止痛，赶风散寒，镇惊止痉。用于胃脘冷痛、风寒感冒、半边风、小儿惊风等。

糯米藤

【土家语】且尔二拉 qiex ex ef lax

【国际音标】$tɕ'ie^{55}$ e^{55} e^{35} la^{55}

【异名】糯米条，糯米菜。

【来源】为荨麻科植物糯米团 *Gonostegia hirta*（Bl.）Miq 的根及全草。

【药性】性微冷，味甜、淡。

【功用】健胃赶食，透湿止泻，败毒消肿，止带。用于小儿疳积、水泻、摆白、痈疮肿毒等。

藤 草 乌

【土家语】若克七 rof kex qir

【国际音标】zo^{35} k'e^{55} tɕ'i^{21}

【异名】羊角七，藤乌头，血乌，见血封喉。

【来源】为毛茛科植物瓜叶乌头 *Aconitum hemsleyanum* Pritz. 的块根。

【药性】性大热，味麻、辣、苦。有大毒。

【功用】散寒除湿，活血疗伤，麻醉止痛，败毒消肿。用于寒湿腰痛、跌打伤痛、坐骨神经痛、疮疖肿痛等。

麝 香

【土家语】麝香 sef xianx

【国际音标】se^{35} ɕian^{55}

【异名】元寸，元寸香，寸香，当门子。

【来源】为鹿科动物林麝 *Moschus berezoushii* Flerov. 成熟雄体香囊中的干燥分泌物。

【药性】性热，味辣，特香。

【功用】开窍醒神，赶气活血，疗伤止痛，赶风除湿。用于神昏不醒、心气痛、跌打损伤、风湿关节痛等。

主要参考文献

1. 田华咏，潘永华，唐永佳．土家医药学［M］．北京：中医出版社，1994.

2. 田华咏．土家族医学史［M］．北京：中医古籍出版社，2005.

3. 田华咏．土家族医药研究新论［M］．北京：中医古籍出版社，2006.

4. 杨德胜．土家族药学［M］．西宁：青海人民出版社，2009.

5. 田德生，何天真，陈康．土家语简志［M］．北京：民族出版社，1986.

6. 叶德书．土家语常用口语半月通［M］．北京：民族出版社，2003.

7. 叶德书．土家语言与文化［M］．贵阳：贵州民族出版社，2008.

8. 罗安源，田心桃，田荆贵．土家人和土家语［M］．北京：民族出版社，2001.

9. 叶德书．土家双语读本［M］．北京：光明日报出版社，2008.

10. 向魁益，贾心惠，向治学．保靖县土家语实录［M］．长沙：湖南师范大学出版社，2012.

11. 戴庆厦，田静．仙仁土家语研究［M］．北京：中央民族大学出版社，2005.

12. 田荆贵．土家族文化知识实用手册［M］．海口：海南出版社，2011.

13. 张伟权．土家语探微［M］．贵阳：贵州民族出版社，2004.

14. 张伟权．汉语土家语词典［M］．贵阳：贵州民族出版社，2006.

15. 张伟权．土家语汉语词典［M］．贵阳：贵州民族出版社，2002.

16. 陈康．土家语研究［M］．北京：中央民族大学出版社，2006.

17. 李敬忠．泸溪土家语［M］．北京：中央民族大学出版社，2000.

18. 姚元森．母语存留龙山坡脚的土家语口语［M］．北京：民族出版社，2013.

19. 陈心林．南部方言区土家族族群性研究［M］．北京：民族出版社，2010.

20. 邓佑玲．土家语濒危现象研究［M］．北京：民族出版社，2006.

21. 杨再彪．湖南西部四种濒危语言调查［M］．北京：民族出版社，2011.

22. 唐洪祥．常用土家语［M］．武汉：湖北人民出版社，2013.

23. 田志慧．中国土家族语言研究［M］．北京：中央民族大学出版社，2012.

后　记

癸巳年大暑之际，本书部分编写人员田华咏、田禹顺、滕建卓、侯启年等人，冒着近40℃高温的酷热天气赴土家族母语存留区的龙山县洗车河，坡脚、靛房、苗儿滩等土家族聚居区进行田野调查，采访名老土家医药人员，点点滴滴的收集土家医药的“口述”资料，采集土家药物标准，以补充和丰富本书内容。在访谈中有耄耋之年的彭成龙、田武胜、田义隆老药匠，也有年愈古稀的姚绍坤、田隆寿，还有年近花甲的田隆海、田景香等土家医，他们毫不保留的将几十年积累的临床经验告诉我们，还在野外指认药物标本，使我们获益匪浅。通过实地调研，同时我们深感土家医药生存的困境。上世纪八十年代中期，我们在上述乡镇调研土家医药时，有一批活跃在土家山寨的“药匠”们，如今这批药匠中很少有人从事土家医药诊疗工作。究其原因：一是老药匠去世了一批。如龙山县原靛房乡有名老土家医药人员5人，去世4人，仅有1人还在村卫生室当村医。二是乡村卫生院（室）不开展土家医药或中医药诊疗工作。据靛房镇燎原村卫生室村医田龙海介绍，过去他家为祖传土家医，一直用“草药”治病。近年来，不用“草药”治病了，用西药治病可以赚钱。“草药”要上山采，采一天药给病人开几副药，只收10～20元钱，不划算。给病人打一个“点滴”就能收几十元，甚至上百元。三是这批民族医药人员文化水平偏低，考不到执业资格，当地限制他们行医。四是年轻人不愿意跟师学医，土家医药不能传承。此次我们在土家族母语存留区调研所反出来的问题，折射出我国土家医目前面临的生存问题。我国土家医药当前工作存在的问题如同土家族语言一样，急需抢救、继承与发展，不能让土家族文化之根消失在我们这一代。借此机会呼吁全社会都关注民族医药事业的建设与发展。

《土家医药双语语汇》一书，由湘西土家族苗族自治州民族医药研究所与中南民族大学药学院组织编写，并得到相关单位的专家、学者的关心与支持，谨此致谢！

入先书中的土家医药单词是从数千单词中初选来的，不能完全反映土家医药的名词内容。对在土家医药双语的注释翻译中存在的不足，敬请读者指正。

编者

癸巳中秋日

2013 年 9 月 19 日